U0307532

抗糖化书

林峰　著

抗糖化就从现在开始！

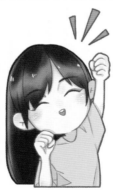

山东科学技术出版社

图书在版编目（CIP）数据

抗糖化书 / 林峰著. —济南：山东科学技术出版社，2020.10
ISBN 978-7-5723-0657-0

Ⅰ.①抗… Ⅱ.①林… Ⅲ.①保健—基本知识 Ⅳ.①R161

中国版本图书馆CIP数据核字（2020）第169281号

抗糖化书

KANG TANGHUA SHU

责任编辑：李大林
装帧设计：新界面文化有限公司

主管单位：山东出版传媒股份有限公司
出 版 者：山东科学技术出版社
　　　　　地址：济南市市中区英雄山路189号
　　　　　邮编：250002　电话：（0531）82098088
　　　　　网址：www.lkj.com.cn
　　　　　电子邮箱：sdkj@sdcbcm.com
发 行 者：山东科学技术出版社
　　　　　地址：济南市市中区英雄山路189号
　　　　　邮编：250002　电话：（0531）82098071
印 刷 者：济南新先锋彩印有限公司
　　　　　地址：济南市工业北路188-6号
　　　　　邮编：250101　电话：（0531）88615699

规格：32开（148mm×210mm）
印张：5　字数：86千　印数：1～5000
版次：2021年1月第1版　　2021年1月第1次印刷
定价：48.00元

抗糖化书 /// 编委会

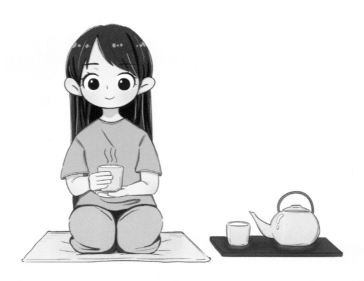

林峰：北京大学营养与食品卫生学博士，北京中医药大学中药学博士后。2011年毕业于北京大学营养与食品卫生学专业，曾在国家级食品研究院——中国食品发酵工业研究院担任基础研究中心主任；现任北京市营养学会副秘书长/常务理事，中国营养学会社区营养与健康管理分会委员，中国中药协会中药发酵药物专业委员会副主任委员。

已发表营养相关论文37篇，其中SCI论文4篇；主持和参与国家/省级科研项目6项，其中作为项目负责人的总科研经费1590万元；曾荣获中华医学科技奖三等奖、中华预防医学会科学技术奖二等奖、中国营养学会科学技术奖二等奖、北京市科学技术奖二等奖等科技荣誉；参与编写科研著作《肽临床营养学》。

热衷于营养领域的公益科普。曾创立了"你好营养"健康宣教公益团队，并获得全国青年公益创业大赛全国十强称号；与北京市顺义区疾病预防控制中心联合发起了"生命早期1000天营养干预行动"，呼吁社会重视宝宝从胚胎到产后2周岁之间的生命早期1000天营养；参与编写了科普书《生命早期1000天营养指南》，该书入选国家农家书屋目录。

　　我的父亲从事食品行业，母亲是学医的。或许受家庭影响，我传承了父母两方面的专业，干了食品和医学的交叉领域——医学营养。从本科到博士，一路走来可以用 "痛并快乐着"来形容。痛的是抱着厚厚的医学书经历一次又一次考试，快乐的是自己沉浸在营养学专业当中并能学以致用。

　　我一直认为营养学是一个应用性很强的学科，与老百姓日常生活尤其饮食密切相关。我也一直认为只要我的研究成果发表成科学论文，就会有很多人看到并且受用。然而现实并非如此。我们的国家是一个经济大国，也是一个慢病大国。糖尿病人口1.14亿，成人肥胖和超重率超过了40%，比10年前整整多出了10%。看到这些触目惊心的数据，我就在反思为什么我们的国家越来越富强， 却有越来越多的老百姓得了"富贵病"。这不光是经济发展中的问题，更说明老百姓的健康意识和健康素养急需提高。因此，我不能只是躲在实验室里面做实验，更需要走出实验室去做大众健康科普。

最近几年越来越多的研究者开始研究衰老的本质，发现我们的身体除了被氧化之外，还在被糖化。特别是一些日本大学的研究显示，糖化之后会产生一种与氧自由基类似的破坏物质——糖基化终末产物（AGEs）。正是体内AGEs的产生和富集，加速了我们身体的衰老。

年轻是多维度的、全方位的，包括了肌肤年轻、骨骼年轻、肌肉年轻、心脏及血管年轻、大脑及神经年轻。这五大年轻是我们每个人都向往和追求的。然而因为糖化，肌肤的蛋白质和脂肪处于"焦煳"的状态，胶原蛋白、弹性蛋白等蛋白质被破坏，肌肤失去弹性和光泽。糖化产生的代谢物质会停留在肌肤的细胞里面，成为皮肤暗沉的原因，肌肤因此失去透明感。肥胖人群往往会摄入过多的糖，形成糖化蛋白质，所以肥胖人群往往看起来要比同龄人衰老。因为糖化，有了代谢综合征，血糖值越高，糖化反应就越激烈，就会呈现病态性老化，进入新的代谢综合征→糖化→病态老化的恶性循环之中。

我们每个人都希望自己能远离疾病，更希望能永葆年轻。编者梳理了当前抗糖化的前沿研究和资讯，编写成了这本《抗糖化书》。本书分为上下两篇，上篇为抑制糖化，预防老化，系统介绍了糖化的概念、原因以及危害；下篇为读者提供了十大抗糖化生活方式。相信读者看了本书并付诸行动，一定会更加健康美丽。

虽然本书的编写查阅了很多糖化与抗糖化方面的科学文献，但由于抗糖化目前还属于一种新概念，本书涉及面广且具有多学科交叉的特点，加之编者的水平有限，书中的错误和片面性观点难免存在，衷心欢迎广大读者批评指正。

林峰

抗糖化书 /// 目录

下篇
十大抗糖化生活方式

063

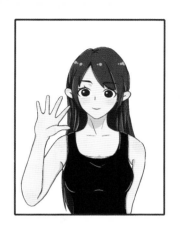

　　你好，我叫小美，是抗糖化实践的受益者，很高兴认识你！自从实践抗糖化生活方式之后，我惊喜地发现自己身体的一些变化，很开心与你一起学习抗糖化知识。希望未来的某一天，我们都能成为更好的自己。

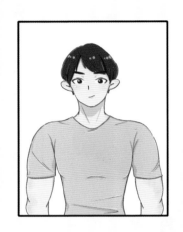

　　大家好！我是专门研究糖
化与营养关系的营养学专家，
木木博士。平时崇尚健康，酷
爱运动，能在这里遇到你，看
来我们兴趣一致呀。从今天开
始就让我们共同学习吧！

上篇

Chapter 1

抑制糖化，预防老化

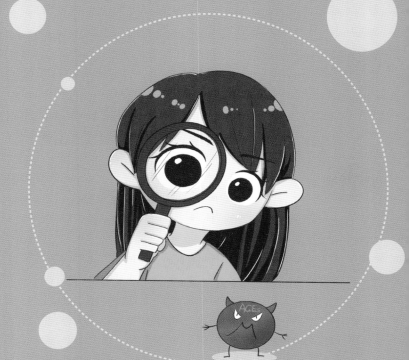

一、我们的身体正在糖化

Q1：你听过氧化，但你知道糖化吗？

A：听说过，但氧化和糖化经常分不清楚。

铁锅氧化生锈变红，铜氧化产生铜绿，常温放置的香蕉氧化变色，动植物通过氧化进行呼吸。我们人体也会氧化，产生自由基。自由基通过不断拆散其他原子中的电子保持自身稳定，导致细胞受到伤害，死亡，从而导致人体生病、衰老。总之，氧化无法避免，也无处不在。

如果说氧化使身体生锈，那糖化即是让身体"烧焦"。过去我们一直认为氧化是老化的主要原因。但其实氧化和糖化皆是促使老化的重要因素：身体氧化就会促进糖化，而身体糖化又会加剧氧化，两者相互作用，密不可分。过去我们一直强调抗氧化，但糖化导致衰老的概念却少有人知道。

生活中的糖化反应非常普遍：刚烤好的曲奇饼干，刚出炉的烤鸭，香酥脆的炸鸡……食物经过烹饪后呈现出焦黄色外皮，散发出诱人香气，这其实就发生了糖化反应。食品化学将这一反应称为美拉德反应，它是指蛋白质、脂质等物质的游离氨基与葡萄糖等还原糖的羰基，在高温条件下发生的复杂化学反应。通俗来讲，美拉德反应发生离不开糖*、脂质、蛋白质和适宜温度的催化。

与氧化一样，糖化也无法避免。人体恒温36～37℃，不同于烤面包的激烈反应变化，当人体摄入大量的糖之后，过多的糖与身体中蛋白质在体温下发生缓慢又漫长的反应，产生致病、衰老的晚期糖基化终末产物（advanced glycation end products，AGEs）。AGEs即是导致人体糖化衰老的罪魁祸首！下一节，我们再去具体了解AGEs！

 糖化与氧化共同作用使我们衰老。

注：

1.AGEs生成的主要途径是美拉德反应，这个反应也是导致人体食源性AGEs产生的主要因素。目前还存在生成AGEs的其他途径，本书不做详细展开。

*2.如非特别说明，本书中的"糖"指的是包括葡萄糖、果糖、乳糖、淀粉等所有碳水化合物的总称。

糖分

蛋白质

增加

高温（遇热体）

糖化反应

蛋白质出现变化

产生AGEs

蛋白质失去原有功能

动脉硬化　糖尿病并发症　阿尔茨海默症　骨质疏松　皮肤问题　NASH（非酒精性脂肪性肝炎）

Q2：糖化产生 AGEs，什么是 AGEs？

A：AGEs就是加速人体老化、导致各种疾病的因素。

AGEs最初由Brownlee等人在1984年《非酶糖基化与糖尿病并发症的发病机制》中提出。它是在非酶促条件下，蛋白质、氨基酸、脂类或核酸等大分子物质的游离氨基与还原糖的羰基相互作用，在美拉德反应终末期形成的一类结构复杂且稳定的化合物的总称，亦称为"糖化终产物"，这个反应简称为"糖化反应"。

按来源分类，AGEs分为内源性和外源性两种。人体自身发生糖化反应产生的AGEs称作内源性AGEs。除此，通过摄入含有AGEs的食物或烟酒等途径进入体内的，称为外源性AGEs，也称为食源性AGEs。大部分从食品中摄取的AGEs会在消化过程中被分解，其中约有10%被肠道吸收，约有7%会在体内蓄积。我们一年平均用餐1000次左右，若经常食用高AGEs食物，长久以往，AGEs积少成多，便会在体内堆积。因为外源性AGEs才是加速人体老化和身体发生疾病的主要原因，同时它也可以通过饮食调节和生活方式的改变去避免，所以是本书关注的重点。

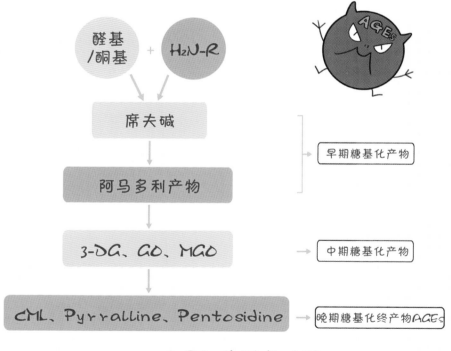

ACEs的形成过程

　　加工食物，尤其是高温、长时间及深度干燥（烧烤、烘焙、油煎、油炸等）会加速AGEs的形成。富含蛋白质和脂肪的食物通过脂质氧化作用产生自由基，由此引起的氧化应激也会进一步促进AGEs的形成。因此只有尽量避免深度加工的烹饪方式，才能最大程度避免食源性AGEs的摄入。

　　读到这里，你或许对糖化和AGEs的概念有了大致了解。我们只有了解AGEs的作用机理，才能更好地去抗糖化。糖化是如何加速皮肤衰老的呢？继续看，相信你就会明白了。

 Tip　食源性AGEs才是加速人体老化和身体发生疾病的主要原因。

　　注：

　　　除非特别说明，本书提到的AGEs均指外源性来源。

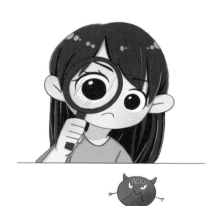

二、糖化加速皮肤衰老

Q1：糖化让你变成黄脸婆？

A：糖化是让你皮肤发黄暗沉的重要原因之一。

女人一般从25岁开始衰老，皮肤不可避免地开始老化。皮肤因为表面细胞老化沉积变得发黄、暗沉，并因为种种原因导致人体内分泌失调，代谢产物沉积积累，引起皮肤出现色斑和暗黄。

糖化是导致皮肤暗沉的原因之一。被糖化了的皮肤可以简单理解为皮肤焦煳状态，这样的皮肤不光是整体肤色不均匀，最关键的是失去美肤最重要的因素——透明感。如果最近你觉得脸色暗沉，就算化了妆皮肤还是没有光彩，而且法令纹越来越明显，那在你身体内导致这些问题的原因很有可能就是糖化！

首先，糖化会直接刺激皮肤发生老化。随着血糖上升，肌肤中多余的糖与蛋白质结合，肌肤蛋白质开始老化，产生各类色素斑块。其次，糖化产生的AGEs会间接导致皮肤老化。具体来讲，皮肤颜色受黑色素母细胞影响，当受到紫外线等适当的刺激后，黑色素母细胞就会大量分泌黑色素保护皮肤。然而随着黑色素的分泌，皮肤色斑也开始出现。日本乐敦制药株式会社研究发现，AGEs导致表皮细胞释放出大量的炎症因子（EDN1、COX2、IL-1α），而这些炎症因子正是刺激黑色素母细胞分泌黑色素的重要因子。

总之，糖化会加剧皮肤暗沉与色斑的产生，想要长期保持美丽，在日常更需要培养正确的饮食观念和健康的生活习惯，减少糖化发生。

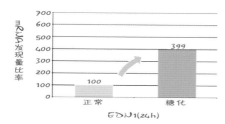

EDN1(24h)

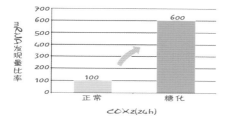

COX2(24h)

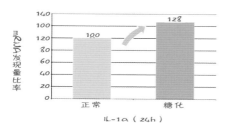

IL-1a（24h）

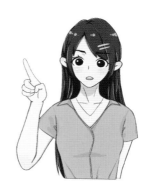

蛋白质和糖发生美拉德反应，释放出糖化终产物AGEs，导致表皮细胞释放出大量的炎症因子(EDN1\COX2\IL-1a），这些炎症因子是刺激黑色素母细胞生产黑色素的重要因子。

表皮细胞中糖化对炎症因子mRNA表达量的影响

（数据来源：日本乐敦制药株式会社研究资料）

Q2：皮肤第一道皱纹产生可能正是你吃了糖？

A：皱纹产生有多种原因，糖化是其中之一。

糖化是如何促进皱纹生成的呢？AGEs是问题的关键。日本研究学者Shingo Tajima通过免疫染色法确定AGEs的含量，结果表明皮肤中AGEs较多地堆积在真皮层的胶原纤维和弹性纤维中。特别是40岁以上的女性，无一例外都在真皮层发现AGEs，从而导致皱纹的产生。这一结果表明糖化与皮肤老化有着密切关系。

皮肤由表皮、真皮、皮下组织组成，与皱纹和皮肤弹性关系最密切的是中间的真皮层。真皮层中主要有胶原纤维、弹力纤维和玻尿酸等，这些都是决定皮肤弹性的重要物质。其中，胶原纤维起着支撑皮肤表面、保持皮肤张力的作用；弹力纤维像海绵一样，保持皮肤水分；玻尿酸则比较像胶皮，保持皮肤弹性。当这些物质因为糖化受损发生蛋白质变性而无法支撑表皮时，皱纹、皮肤下垂的现象就会出现。

我们以弹性纤维为例详细说明一下AGEs的危害。弹性蛋白细胞分泌，在细胞膜周围聚合形成弹性纤维。如果弹性蛋白被糖化即被AGEs修饰，其聚合能力就会倍增，形成异常的大块纤维。这样的纤维相比正常的弹性纤维，弹性率和伸展率都更小，变性的蛋白纤维是导致皱纹产生的重要原因。正常情况下皮肤中弹性蛋白过度聚合时，弹性蛋白酶会将其分解，但弹性蛋白一旦被糖化，弹性蛋白酶的抗性大大提高，很难分解消化结块的弹性纤维，这便是糖化导致皱纹产生的真正原因。

总结来讲，导致皱纹产生的原因有很多，糖化是其中一个重要原因。我们要在日常生活中注意，不能让糖化在我们的身体内肆意横行，让脸上的皱纹出现得越晚越好。

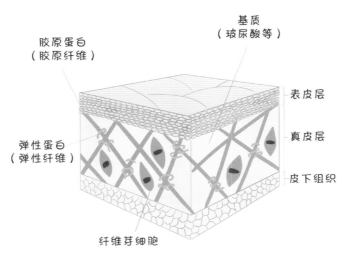

皮肤结构图

Q3：痘痘肌、干燥、色斑，产生这些问题的原因你找到了吗？

A：引起皮肤问题的原因很多，比如紫外线、氧化、干燥等，近几年研究发现糖化也是导致皮肤问题的重要原因，不容小觑。

糖化反应发生在肌肤的各个层面：如发生在皮肤内部，会导致胶原蛋白、弹性蛋白等美容的关键蛋白发生变性，使皮肤弹性丧失，保湿能力下降，出现皱纹、皮肤下垂、干燥等问题；如发生在肌肤表层，会导致肌肤逐渐呈现黄褐色，影响肌肤透明度；而且AGEs促进细胞释放炎症因子，不光导致黑色素过度分泌形成色斑，还使肌肤代谢紊乱，破坏肌肤屏障功能，引起多种肌肤问题。

近期的研究发现，过度摄取糖与皮肤出痘有着密切的关系。糖主要通过3个方面导致皮肤产生痘痘：胰岛素大量分泌，血液循环不良，胶原蛋白糖化。

①胰岛素大量分泌：大量摄取糖后体内血糖值上升，胰腺就会分泌胰岛素来降低血糖值。胰岛素分泌的同时会促进皮脂分泌，这就很有可能诱发痘痘。

②血液循环不良：糖在体内的正常代谢过程会消耗维生素等营养素，过量摄取糖会使体内维生素和微量元素不足，从而导致血液循环不良。我们都知道血液循环对体内新陈代谢、皮肤代谢等非常重要，血液循环不良是导致痘痘的原因之一，身体也更容易变成痘疤体质。

③胶原蛋白糖化：胶原蛋白、弹性蛋白被糖化后，皮肤的保水能力下降，皮肤经常处于干燥状态，导致毛孔堵塞，产生炎症，从而诱发痘痘。

以上我们可以看出糖化与痘痘肌、肌肤干燥、色斑等多种肌肤问题都有密切关系，因此有这方面困扰的女性，在日常保养中不光要注意防紫外线、抗氧化，更要抗糖化。

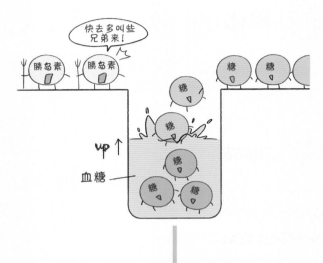

胰岛素抑制血糖升高的同时会促进
皮脂腺分泌皮脂，从而诱发痘痘。

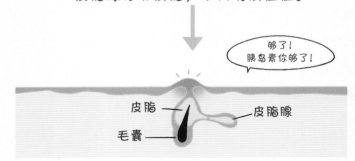

三、糖化与肥胖

Q1：糖化与肥胖的关系是什么？

A：肥胖大多是不健康的饮食习惯造成的，而一般不健康的饮食都含有更多的AGEs。

遗传等因素除外，大多数人是由于营养过剩造成单纯性肥胖。人体在摄入食物后，食物中的碳水化合物被分解为单糖，单糖一部分被细胞利用，提供能量，多余的部分则存储在肝脏或肌肉里；当肝脏或肌肉中单糖含量达到最高储存值时，糖就会转化成脂肪，随着脂肪堆积增多，肥胖形成。

当体内摄入过多的糖后，糖与蛋白质结合，造成蛋白质劣化，发生糖化。

那肥胖人群是否比较容易糖化呢？其实也不一定。在摄取等量糖的前提下，肥胖人群和偏瘦人群糖化的概率是一样的。但如果肥胖人群代表着吃糖多的一类人群，偏瘦人群代表着吃糖少的一类人群，那相对来说，肥胖人群糖化的概率要高于偏瘦人群。

大多数肥胖是不良的饮食习惯造成的，如长期吃快餐、油腻食品、方便面等垃圾食品，而这些垃圾食品大都含有更高的AGEs。从这一点来说，肥胖人群的饮食习惯的确极易造成糖化。我们也将在下篇第7部分着重介绍。

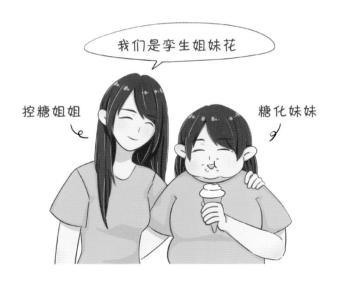

即使是双胞胎，由于饮食习惯的不同，糖化的妹妹也会比控糖的姐姐更容易衰老和肥胖。

Q2：肥胖带来什么危害和问题？

A：抑郁、脂肪肝、高血压、心血管疾病、骨关节疾病等，甚至导致死亡！

一定程度上，肥胖人群的饮食习惯更易造成糖化。除此以外，肥胖还会引起抑郁、脂肪肝、高血压、心血管疾病、骨关节疾病等，甚至导致死亡。

长期吃垃圾食品易形成肥胖，大部分垃圾食品都含有较高的糖类物质。糖是人体的主要能量来源，当糖进入人体后，身体会自动将过量的糖转化为脂肪在身体储存。脂肪在肝脏中不断堆积，最终导致非酒精性脂肪性肝病等消化系统疾病。而且，肥胖者常伴有高胰岛素血症，高胰岛素血症导致食欲亢进，产生多食症状，于是体内血糖升高，合成脂肪加剧脂肪肝的发生。

除此之外，肥胖能够增加患高血压、冠心病、脑卒中及静脉血栓的风险。而且肥胖人群躯体重量大，加重了脊椎、骨盆及下肢所承重的重量，加上循环功能减弱，对末梢循环供应不足，易出现骨性关节炎等各种退行性疾病。

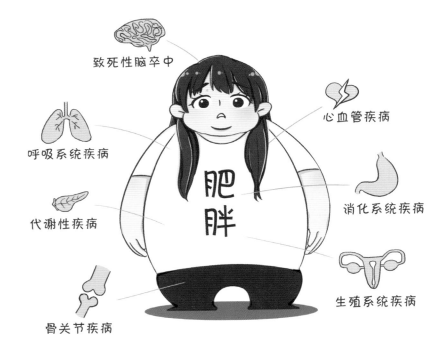

致死性脑卒中

心血管疾病

呼吸系统疾病

消化系统疾病

代谢性疾病

肥胖

生殖系统疾病

骨关节疾病

Q3：肥胖的评判标准是什么？

A：BMI、腰围和腰臀比结合判定。

目前建立的判定肥胖的标准和方法很多，最常见的为人体测量法，包括身高、体重、胸围、腰围、臀围、肢体的高度和皮褶厚度等参数的测量。这里主要介绍最简单易计算的方法——体质指数法（BMI）。

体质指数（BMI）计算公式如下：

体质指数（BMI）＝体重（kg）/[身高（m）]^2

判断标准：WHO建议BMI＜18.5为消瘦，18.5～24.9为正常，25～29.9为超重，≥30为肥胖。我国健康成年人（18～64岁）的BMI标准为：BMI＜18.5为体重过低，18.5≤BMI＜24.0为体重正常，24.0≤BMI＜28.0为超重，BMI≥28.0为肥胖。

该方法在测定肌肉组织和（或）骨骼特别发达者时存在一定偏差，因此一般都结合腰围和腰臀比判定，即腹部脂肪分布的测定标准。

　　判断标准：WHO规定腰围男性≥120cm、女性≥88cm作为上身性肥胖的标准，腰臀比男性≥0.9、女性≥0.8作为上身性肥胖的标准。我国提出男性≥90cm、女性腰围≥85cm为成人中心型肥胖。

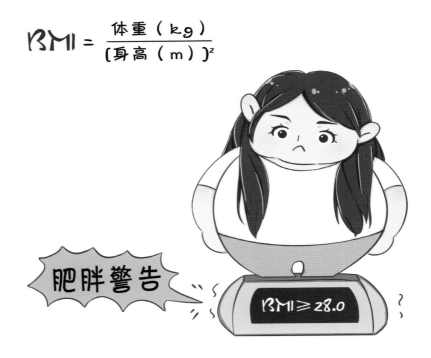

$$BMI = \frac{体重（kg）}{[身高（m）]^2}$$

肥胖警告

BMI≥28.0

四、糖化与糖尿病

Q1：中国已经是糖尿病第一大国，AGEs与糖尿病有什么关系？

A：AGEs的蓄积是糖尿病及其并发症发生发展的重要致病因素。

糖尿病是由遗传因素、精神因素、免疫功能紊乱、自由基毒素等各种因素导致胰岛功能减退、胰岛素抵抗等引发的糖、蛋白质等代谢紊乱综合征，临床主要表现为高血糖。最常见的有1型糖尿病、2型糖尿病，还有特殊的糖尿病类型如妊娠糖尿病等。据国际糖尿病联合会统计，2017年全球范围内已有成人糖尿病患者4.25亿。其中，中国成为全球糖尿病第一大国（1.14亿）。那么，AGEs与糖尿病到底有什么关系呢？

首先，糖尿病人群体内含有更多的AGEs，AGEs的蓄积与糖尿病发病率升高呈正相关。Jimenez等一项长达7年的追踪随访研究发现，与正常血糖组对比，糖尿病患者体内AGEs的蓄积量更高。在一项针对中年人群与羧甲基赖氨酸（即CML，糖化终产物AGEs之一）的研究发现，CML升高与糖尿病发病率升高相关，且CML的值可预测糖尿病在未来的发生概率。

对于健康人群来说，AGEs的蓄积量是重要的糖尿病早期风险因子，可预测健康人群未来患糖尿病的风险。研究表明，AGEs在体内蓄积量>400μU/mL的人群在7年内发生空腹血糖受损的风险高出1.98倍，体内AGEs蓄积量>450μU/mL的人群在7年内发生糖尿病的风险增加10.7倍。由此也可证明了AGEs高蓄积量与糖尿病发病的关系。

其次，糖尿病的发病伴随着AGEs的产生和积累，它是糖尿病及其慢性并发症发生发展的重要致病因素。普遍认为，胰岛素抵抗通常与过度营养和肥胖有关，是由体内升高的氧化应激和慢性炎症引起的。然而，近年国内外很多研究发现，AGEs蓄积可导致β细胞损伤、凋零，直接导致胰岛素分泌缺陷，最终导致糖尿病发病。更有确凿证据表明，AGEs的增长可能是1型糖尿病、β细胞受损和外周胰岛素抵抗的一个重要风险因素。

由此可见，AGEs对糖尿病的形成发展都起着重要作用，抗糖化的重要性可见一斑。

Tip　AGEs蓄积直接导致胰岛素分泌缺陷，是导致糖尿病发生和发展的关键因素。

中国糖尿病人口比例

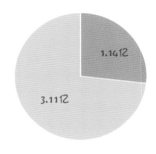

1.14亿

3.11亿

● 世界糖尿病人口（除中国外）　● 中国糖尿病人口

数据来源：国际糖尿病联合会

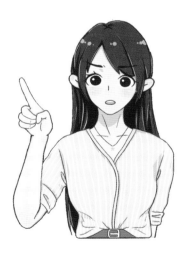

据国际糖尿病联合会统计，2017年全球范围内已有成人糖尿病患者4.25亿，且数量一直在持续增加。其中，中国的糖尿病负担最重，患病人数达1.14亿人。近年来，中国已成为全球糖尿病的重灾区，中国已飞速进入"高糖时代"。

Q2：糖尿病带来什么危害和问题？

A：糖尿病的危害是多方面的。

糖尿病已经成为世界上继肿瘤、心脑血管疾病之后第三大严重危害人类健康的慢性疾病。糖尿病在初期几乎没有明显症状，令人难以察觉。许多人因为没有察觉到体内胰岛素作用失常，导致身体经常处于高血糖状态。当血糖高到一定程度，就会出现典型的临床症状"三多一少"，即多饮、多食、多尿、消瘦。目前尚无根治糖尿病的方法，但通过饮食、运动、药物等多种治疗手段可以控制好糖尿病。

因为糖尿病初期容易被忽视，往往会造成病情的快速发展，带来严重的糖尿病急性或慢性并发症，包括心脑血管疾病、糖尿病肾病、视网膜病变、神经病变、周围血管疾病等，易造成患者的残疾和过早死亡。一旦出现并发症，个人和家庭都会背负上巨大的压力！据世界卫生组织统计，糖尿病并发症有100多种，是目前已知并发症最多的一种疾病。糖尿病死亡者有一半以上是心脑血管疾病所致，10%是肾病变所致。因糖尿病截肢的患者是非糖尿病的10～20倍。临床数据显示，糖尿病发病后10年左右，将有30%～40%的患者至少会发生一种并发症，且并发症一旦产生，药物治疗很难逆转。

由此可见糖尿病的主要危害体现在各种并发症上，不仅给患者带来噩梦般的折磨，影响患者的身心健康，也给患者家庭带来巨大压力，导致许多家庭经济状况"一蹶不振"。因此我们应该实行抗糖化的生活方式，规律饮食、运动，远离糖尿病。

Tip 糖尿病的危害主要体现在其并发症上，坚持抗糖化的生活方式，帮助我们远离糖尿病。

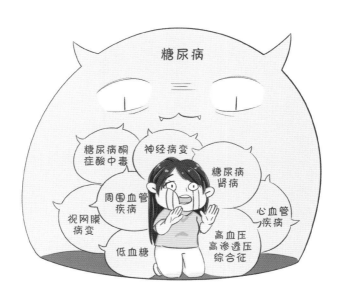

五、糖化引起的其他健康问题

Q1：连你头疼的发际线后移、脱发还有白发，也与糖化有关？

A：千真万确。

头皮由表皮和真皮组成，表皮又分为角化层、颗粒层、基底层，主要由玻尿酸和硫酸软骨素构成。真皮层更是70%都是胶原蛋白，所以我们的头皮非常有弹性。当这些重要的蛋白质和糖发生糖化反应产生AGEs，头皮就会失去原有的弹性从而变硬。日本狮王株式会社研究发现，有脱发困扰的男性头皮和普通男性头皮相比明显硬化。因此我们推测头皮硬化，从而造成血液循环不良，是脱发的重要原因之一。并且头皮硬化还导致头发没有光泽，失去原有的弹性和韧性。

　　头发由真皮层毛根中的毛乳头和毛母细胞生出，毛乳头刺激毛母细胞，毛母细胞不断重复细胞分裂，这样头发就慢慢地长出来了。AGEs使头皮硬化，阻碍头皮上毛细血管的血液循环，无法给毛乳头和毛母细胞提供充分的氧气和营养，从而导致毛乳头和毛母细胞活性下降，无法迅速或无法生长出头发。随着AGEs在发根累积，不光毛乳头和毛母细胞受影响，毛母细胞附近的黑色素母细胞的活性也会受到影响，导致黑色素供给不足，生出的头发就变成白发了。

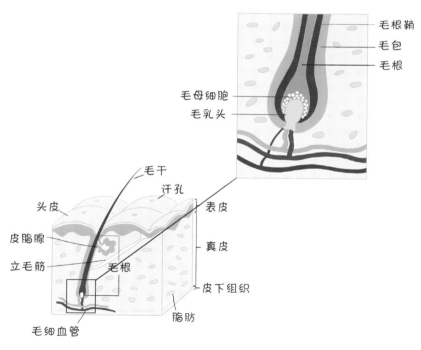

头皮结构图

Q2：骨头这么硬，总不会被糖搞坏吧？

A：糖的威力太大了，连骨头都不放过的。

有些人可能要说骨头那么硬，怎么会被糖化呢？我们先来看看骨头是怎样形成的。

成年人有206根骨头。骨头又由骨膜、骨质、骨髓及关节软骨四个部分组成。

● 骨膜是关节以外的所有骨头表面覆盖着的一层薄膜，主要由胶原纤维组成，骨膜不光是保护骨表面，还起到神经传达、生成骨头的重要作用。

● 骨质分为骨头外侧白色的骨密质和内侧呈海绵状的骨松质，主要成分为胶原蛋白、磷酸钙、碳酸钙和磷酸镁等。

● 骨髓存在于骨头内腔（髓腔），是重要的造血组织。

● 软骨由软骨细胞和细胞间质组成，根据细胞间质的不同可把软骨分为3种，即透明软骨、弹性软骨和纤维软骨。软骨中存在大量的胶原纤维、弹性纤维及其他成分。

　　由此可知，骨头含有大量的胶原蛋白，自然也会受到糖化的影响。目前发现，骨髓炎、化脓性关节炎、变形性关节炎、骨质疏松、骨肉瘤、腰椎间盘突出、风湿、痛风等疾病均与糖化有着重要关系。比如骨质疏松，一说到这个疾病大家首先想到的应该是补钙。近几年研究发现，糖尿病骨质疏松并发症和骨头的胶原蛋白架桥异常的关系密切。胶原蛋白架桥主要分两种，一种是在赖氨酸氧化酶的介入下按秩序形成的正常生理架桥，一种是随机胶原蛋白架桥，这种架桥是导致胶原纤维变脆弱的有害架桥。AGEs与这些有害架桥的形成有着密切的关系。

　　骨骼支撑我们的身体，决定我们的运动，是我们身体里面最重要的组织。骨骼健康与我们的健康关系密切。而糖化对骨健康的影响非常大，不容忽视。

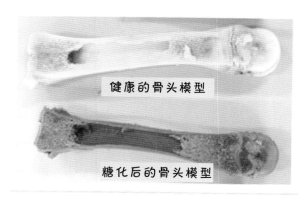

糖化骨头与正常骨头对比
（图片来源：日本同志社大学压力研究中心）

Q3：你知道糖也是癌细胞的最爱吗？

A：糖不仅是癌细胞重要的能量来源，AGEs还是导致癌细胞增殖、转移的重要原因。

据2013年初公布的癌症报告，我国在一年时间里新增近400万癌症患者，每天1万人确诊，也就是每分钟7个人确诊患癌。现在人们几乎是谈癌色变，癌症的原因非常多而复杂，可能目前大家还没有把糖化和癌症联系在一起的意识。让我们先简单了解一下什么是癌症，糖化又是如何影响癌症的。

人体有60兆个细胞，每天有大概1兆的细胞新生，也有相同数目的细胞死亡。细胞的DNA指挥各种新的细胞生成，如果DNA发生错误，那么生成的细胞就是癌细胞了。令人吃惊的是，人体每天约有5000个癌细胞生成！幸好，我们有白细胞、NK细胞、巨噬细胞等免疫细胞镇守，可以迅速把发生错误的癌细胞驱逐体外。但随着年龄的增长，免疫力下降，癌细胞无法被消灭而越积越多，癌症就形成了。

那么，糖化与癌症的发生又有什么关系呢？

一方面，AGEs会附着在DNA上，使DNA无法发出正确的指令，导致体内的癌细胞增加。研究发现，如果AGEs附着在癌细胞上，会加快癌细胞转移。甘油醛（糖类代谢的中间产物，可转变为AGEs）通过AGEs受容体（receptor for AGEs，RAGE）作用于黑色素肿瘤细胞，促进肿瘤细胞的转移和浸润。如果给黑色素肿瘤模型的小鼠体内注入阻碍RAGE的抗体，会有效提高小鼠的生存率。此外，一部分被AGEs修饰过的酶会失去癌细胞的防御作用，导致癌细胞在体内大量增殖。可以说，从癌细胞的生成到癌细胞的转移，都与AGEs有着非常紧密的关系。

另一方面，众多研究结果表明，AGEs和肺癌、肝癌等多种癌症有着紧密关联。

那为了"饿死"癌细胞是不是不吃碳水化合物就可以了？显然不是的。糖不光是癌细胞的食物，也是我们重要的能量来源。因此，适量合理摄入糖才是对健康最为有利的。

癌细胞

糖化

Q4：有人说糖是"开心果"，这话到底是真是假？

A：吃糖使你开心是假，让你上瘾是真。

不少人虽然知道吃甜品、巧克力等甜品不健康，但又觉得吃它们会变开心，所以不愿意放弃甜品。"甜品使人开心"的理论到底是真是假呢？我们这节就来回答。

首先我们来了解一种物质——多巴胺。多巴胺是一种重要的神经递质，与人的情欲、感觉有关，传递兴奋及开心的信息。简单来说，适量多巴胺分泌，我们就会开心；过量多巴胺分泌，我们则会过度兴奋。生活中刺激多巴胺分泌的物质有很多，比如社交活动、性行为和运动；又比如尼古丁、海洛因和酒精。区别在于，前者刺激人体产生适度愉悦；而后者会导致大量多巴胺分泌，使人感到过度兴奋，并渴望获得更多，导致上瘾。

当我们偶尔或少量摄入甜品时，大脑奖励机制发出积极信号，表示喜欢。这也解释了为什么吃饱了，你还可以再吃一份饭后甜品的原因了。但是当我们长期大量摄入糖时，大脑奖励机制紊乱，分泌大量多巴胺。从致瘾性的角度理解，糖和毒品是一样的。Lustig

等在*Nature*上发表的《糖的毒性真相》中也提出糖的致瘾性问题。可见过量摄入糖的危害性有多大。

糖的摄入和多巴胺的分泌是相互作用的，过量糖摄入导致多巴胺分泌紊乱。Silveira等在研究多巴胺信号传导能力与儿童自发性糖摄入量关系的研究中发现，过量吃糖会导致儿童多巴胺功能障碍。另一方面，当糖进到胃部以后，胃部的糖受体会给身体发送信号，刺激身体分泌大量胰岛素。长此以往，胰岛素紊乱发生，甚至导致糖尿病等代谢性疾病。

因此，吃糖成瘾是真！吃糖容易导致一系列疾病和健康问题也是真！所以下次选择甜品之前要不要重新考虑呢？

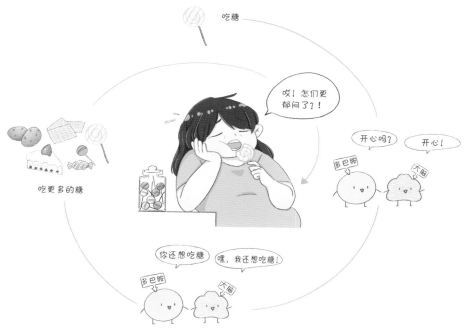

六、抗糖化打响身体抗衰老的战争

Q1：抗糖化为什么如此重要？

A：AGEs不仅会导致肌肤问题，还会使我们的身体衰老。

随着年龄的增长，AGEs堆积到一定程度就会损害身体的各个器官，就如同铁锈腐蚀汽车一样慢慢侵蚀我们的身体，使皮肤、身体、血管等加速老化，造成身体出现各种症状。它会破坏肌肤中的胶原蛋白和弹性纤维使肌肤失去弹性，出现皱纹，还会影响肌肤新陈代谢，使肌肤暗沉发黄，生成色斑，干燥粗糙。不仅如此，AGEs还会影响视力，当它在眼部蓄积，眼睛的基底膜、角膜等因为糖化引发角膜变性，导致白内障、视网膜病变等问题。如果骨头上蓄积AGEs，会导致骨胶原蛋白糖化，进而导致骨头变酥、变脆，引发骨质疏松症。

由于糖化反应是不可逆的，并不能完全消除，所以只能防患于未然。抗糖化并不是彻底不吃糖，而是减少糖的摄入，少吃能引起血糖迅速上升的食物，多吃不会引起血糖波动以及能抑制AGEs的食物。同时调整饮食顺序也对抗糖化有着积极的作用。锻炼身体也是很好的方法，运动可以代谢掉部分多余的糖，减少体内糖的含量。

糖尿病患者由于血糖高居不下导致体内容易堆积AGEs，那是不是正常人就不用抗糖化了呢？这种想法大错特错。糖作为能量物质会一直存在于体内，而且只要吃饭，都会引起血糖值上升，虽然血糖值上升时间不长，但是日复一日地进行下去，体内就会蓄积AGEs。现在采取抗糖化的行动决定了10年、20年后我们老化的程度，换句话说，就算没有糖尿病，也要控制AGEs在体内的生成。

Tip　越早抗糖化越有益于健康。

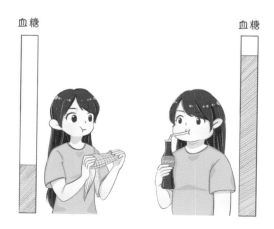

Q2：身体抗糖化的作战方式有哪些？

A：少吃引起血糖波动的食物，增加体内糖的消耗能有效抗糖化。

当我们摄入过量的糖，会引起糖化反应，所以首先要管理好自己的饮食。留意淀粉含量较高的食物，如米饭、红薯、土豆等。它们很容易被分解成葡萄糖，引起体内血糖升高。控制饮食顺序也有助于抗糖化。首先吃膳食纤维含量高的食物，如深绿色蔬菜。膳食纤维属于多糖，它既不能被胃肠道消化吸收，也不能产生热量，不会导致血糖上升。最后再吃主食类等高碳水化合物食物。照这个顺序饮食，血糖只会缓慢上升，有助于抗糖化。

有些食物会引起糖化，那是否有食物能抗糖化呢？如果你喜欢喝茶，那你在抗糖化上已经领先一步了。研究表明，绿茶中的"儿茶素"具有抑制AGEs的作用。此外，洋甘菊也被证实有抑制AGEs的作用，建议餐前饮用一杯绿茶或洋甘菊茶，能达到抑制AGEs的作用。

餐后1小时左右，血糖值会达到高峰，最好在餐后1小时做有

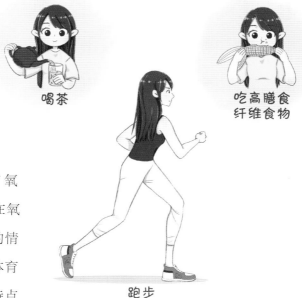

喝茶

吃高膳食
纤维食物

跑步

氧运动，有氧运动是人体在氧气充分供应的情况下进行的体育锻炼，它的特点是强度低、有节奏、持续时间长，在这种运动下，氧气能够充分燃烧体内的糖。所以在餐后1小时锻炼，能够有效减少糖类的堆积。此外，每餐的间隔以3～4个小时为宜，以免血糖值一直处于高峰，难以下降。

Tip 抗糖化的有效方式是管住嘴，迈开腿。

七、身体堆积AGEs的检测方法

Q1：AGEs检测方法有哪些？

A：AGEs种类繁多，结构复杂，至今临床上还没有高效快速检测它的方法。

AGEs含量的高低与身体各个组织的健康程度密切相关，有效监测组织中AGEs水平可以了解健康状况。目前已经发现的AGEs有20多种，已知结构式的有羧甲基赖氨酸、羧乙基赖氨酸等。目前液相色谱-质谱检测法存在耗时、昂贵、操作复杂等弊端，而酶联免疫法检测迅速，但其结果易受干扰、不准确，都不具有实际意义。

因为AGEs更倾向于与富含胶原蛋白的组织，如皮肤、血管以及晶状体等发生交联，目前市场上推出利用AGEs在特定波长范围

内存在自发荧光特性的特点对皮肤
进行检测的机器，所以有其合理
性。然而，在Meerwaldt等对皮
肤AGEs测试的研究中，95%的
受试对象为高加索白种人，因
此此种方法是否适用于其他
肤色人种还有待进一步验证。

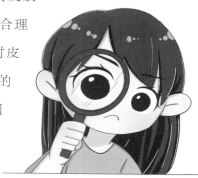

其实有一种物质可以间接的反
映体内AGEs的含量，它就是糖化血红蛋白
（HbA1c）。HbA1c可以稳定可靠地反映出近期
的平均血糖水平，且受抽血时间，是否空腹，是否使用
胰岛素等因素干扰不大。它是血红蛋白与血清中的糖发生糖化
反应形成的糖化初期产物。由于血液中血红蛋白的量是相对稳定
的，HbA1c的水平与血糖浓度成正比。因此，HbA1c若长期居高不
下，很可能就是AGEs大量蓄积的间接证据，只要知道自己平时的
HbA1c值，某种程度就能预测AGEs是否在体内堆积。

现在面临的挑战是亟需建立一种具有灵敏性、选择性、快速、
精确和价格低廉的检测AGEs的方法。

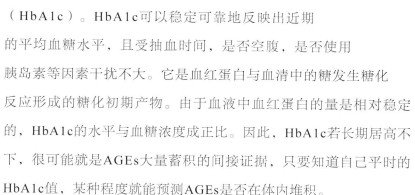

 Tip　能快速检测AGEs就能监测健康状况了。

Q2：生活中有简单易操作的仪器检测AGEs吗？

A：市售皮肤测试仪通过测量水分、油份等皮肤数据，监测皮肤的变化，推测体内AGEs的含量。

有人说，那些高精尖的仪器太遥远，这一节我们就介绍一款简单易操作的小仪器——皮肤水分测试仪。当然，用它直接测体内AGEs含量是不现实的，但我们可以通过仪器数据推测AGEs的含量。它的原理很简单：皮肤的含水量不同，导电性能也会不同，含水量高的肌肤，导电性能好。根据皮肤导电性的数据，再参考相应的标准，得出肌肤含水量的数据。有的测试仪不仅可以测试肌肤的水分含量，还可以测试肌肤的"含油量"以及"弹性"等特征。通过皮肤的好坏情况来推测体内AGEs的含量。

下面介绍一款市场上常见的"皮肤水分测试仪"，它有两个按键，左边是记忆查询键，右边是开机与测试键。开机后将探头接触被测皮肤，3～5秒听到"嘀"的一声，测量结果显示在电子屏上，最上方是皮肤弹性，每个表情代表不同的肤质，有粗糙、偏粗糙、一般性、偏柔细、柔细。对皮肤的状态进行评判，如果测试的结果是一般及以下，说明皮肤的状态不好，那就要由内而外的关注皮肤健康了。"外部"可以通过化妆品保养肌肤，"内部"通过少吃甜食，减少AGEs的产生，避免对皮肤造成更大的损害。

Tip　有了"皮肤水分测试仪"，随时掌握肌肤状态。

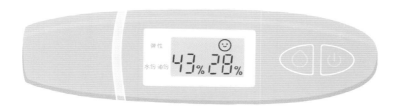

表情符号	⌢	⌣	⊙	☺	😃
肤质	粗糙	偏粗糙	一般性	偏柔细	柔细

八、控制AGEs在体内的生成

Q1: 有效控制血糖就能很大程度掌控健康人生？

A：是的，保持健康血糖水平，我们才能拥有健康人生！

AGEs的含量主要与血糖和时间有关：①随着时间推移，AGEs逐渐增多；②AGEs随血糖值上升而升高。这一节我们从"控制血糖"的角度谈谈控制AGEs在体内的生成。

血糖指的是血液中的葡萄糖，它是我们身体重要的能量来源。无论机体血糖过高或者过低，都不是我们想要的。血糖生成指数（GI）表示食物引起血糖升高的程度。食物GI值越高，摄入后血糖波动越明显，对身体就越不利。除了食物本身，食物的加工程度和烹饪方式等因素也会对食物GI值产生一定影响。例如，糙米的GI值低于大米；煮得较烂的面条的GI值高于韧性高、有嚼劲儿的面条等。尽可能选择低GI食物，合理控制血糖。

除了选择低GI食物以外，其他生活习惯的改变也对保持健康的血糖水平有很大作用。调整用餐顺序，多吃蔬菜水果，减少快餐、微波食品等方便食品的摄入，从容用餐，避免狼吞虎咽的不良用餐习惯等都能更有效控制血糖。认识血糖，合理调节血糖，学习树立一个健康正确的抗糖化生活方式其实是我们这本书的核心。我们将在本书的下篇与大家详细说明。总之，培养健康正确饮食观念和生活习惯，才可以帮助我们更加合理有效地控制血糖。

Tip　合理控制血糖就能掌控自己的健康。

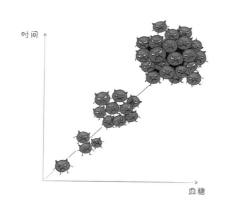

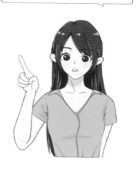

随着时间的推移和血糖值升高，AGEs累积增加。

Q2 ：时间对糖化有什么影响呢？

A：随着时间推移，AGEs在体内不断积聚增加。

导致AGEs在体内增多有两个因素：血糖与时间。糖化是伴随我们一生且无法避免的反应，所以通过日常饮食和生活方式的调整，我们要学会尽可能控制和避免糖化反应在身体发生。这一节，我们从长期控制血糖和短期控制血糖两方面来谈一谈。

"长期控制血糖"就是要保持长期稳定地不吃或少吃含糖量高的食物，保证血糖控制在健康范围。当高血糖状态在身体维持越久，身体会产生越多的AGEs，身体老化也会越严重；反之亦然。举个例子，明明是同龄人，一些人总是比其他人看着更老成。排除现代医美科技的因素，实际年龄相同但看起来差异很大，这往往与他们是否长期坚持控糖的饮食习惯和生活方式有关。

"短期控制血糖"又该怎么理解呢？其实，如果每天都计算糖的摄入，时时都要专注于严格控糖，那我们的饮食也会变得无趣，长期来说也很难坚持。"短期控制血糖"其实就是抗糖化的"放松日"。也就是说，在长期坚持控糖的情况下，偶尔一次的奶油蛋糕也是没关系的。只要保证在接下来几天限制碳水化合物的摄入，尽快让身体血糖值下降到平稳水平就可以了。

简言之，随着时间推移，AGEs在体内是一个不断累积增加的过程。为尽量避免身体糖化发生，养成抗糖化的生活方式需要"长期控制血糖"，并且通过"短期控制血糖"的方式协助。

Tip AGEs持续在体内累积，所以年长的人体内AGEs含量更高。

日	一	二	三	四	五	六
		1	2	3	4	5
6	7	8	9	10	11	12
13	14	15	16	17	18	19
20	21	22	23	24	25	26
27	28	29	30	31		

如果平时控制碳水化合物的摄入，
那么偶尔放肆一下也是没关系的。

九、已经发生的糖化反应，可以消除、逆转吗？

Q1：糖化反应可以消除、逆转吗？

A：AGEs一旦形成，将不能消除或逆转。

AGEs通过多条途径形成，其中美拉德反应是AGEs生成的主要途径，其形成过程大致分为3个阶段。首先，蛋白质与还原糖在非酶条件下反应，形成席夫碱。不稳定的席夫碱发生重排反应逐渐形成阿马多利产物，这两个过程的产物统称为早期糖基化产物。在这个阶段，糖化物质仍是可逆、可还原为正常蛋白质的。

第二个阶段，阿马多利产物在经过一系列复杂的脱氢、氧化和重排反应后，产生羰基化合物，这个阶段称为中期糖基化。最后，高度活性的羰基化合物逐渐积累，最终形成稳定的AGEs。AGEs一旦形成是非常稳定且不可逆转的。

虽然AGEs一旦形成不会发生逆转，但是大部分AGEs可以与机体的单核-巨噬细胞上的特异性受体结合，经内化分解或通过细胞外蛋白水解系统分解，最后经肾清除排出体外。其中约有7%的AGEs会在体内蓄积。这个比例看起来不大，但我们一年平均用餐1000次左右，长此以往，AGEs一直在体内蓄积，将长期停留在体内，攻击其他细胞，最终导致身体糖化、老化。

现在你明白了吗？AGEs一旦在体内生成，将不能逆转，而且部分不能被吸收的AGEs会在体内蓄积，随年龄增长而逐年增加。只有在饮食上选择低AGEs的健康饮食，保证充足睡眠和适量运动，同时多摄入可以抑制AGEs产生的营养素，才能更好做到抗糖化。

所以应该尽早把它扼杀在萌芽阶段。糖化一旦发生，不可逆转，

糖化

Tip AGEs一旦形成，将不能消除、逆转。

十、与开发抗糖化产品相关的营养素

Q1 ：是否存在不发生糖化的碳水化合物？

A ：是的，存在。比如木糖醇、赤藓糖醇。

糖化是一种由还原糖和蛋白质、氨基酸、脂质参与的美拉德反应。糖有还原糖和非还原糖两种。还原糖是指具有还原性的糖类，分子中含有游离醛基或酮基的单糖和含有游离醛基的二糖都具有还原性，主要有葡萄糖、果糖、半乳糖、乳糖、麦芽糖等，这类糖都能发生糖化反应。

非还原糖则不能发生糖化反应，如蔗糖、海藻糖、多糖类。但是像蔗糖、淀粉、糊精等这类糖本身没有还原性，不能直接发生糖化反应，但是在人体内会分解产生葡萄糖等还原糖，也可以发生糖化反应。所以在日常饮食中要控制各种糖的摄入。

很多人认为，具有甜味的物质都是糖，其实这个观念是错误的。有甜味的碳水化合物也并非都是糖，如山梨糖醇、甘露糖醇、赤藓糖醇、麦芽糖醇、乳糖醇、木糖醇等常见的糖醇类甜味剂，不属于糖类，无还原性，不易发生糖化反应。而还原糖也不都是甜的，在日常饮食中像乳糖、麦芽糊精、淀粉等并非都具有甜味或甜味极低，所以易被我们忽略而大量摄入。所有的还原糖以及分解产生还原糖的多糖都能发生糖化反应，这是我们要特别注意的。

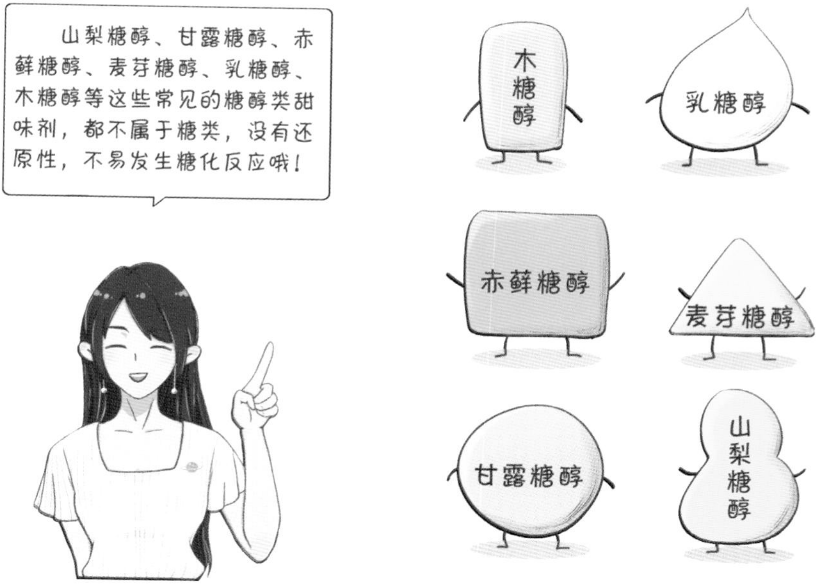

山梨糖醇、甘露糖醇、赤藓糖醇、麦芽糖醇、乳糖醇、木糖醇等这些常见的糖醇类甜味剂，都不属于糖类，没有还原性，不易发生糖化反应哦！

木糖醇

乳糖醇

赤藓糖醇

麦芽糖醇

甘露糖醇

山梨糖醇

Q2：阻断糖吸收的营养素有哪些?

A：白芸豆提取物、L-阿拉伯糖。

白芸豆提取物含有白芸豆糖蛋白，是一种天然的α-淀粉酶抑制蛋白，它通过非竞争性抑制与消化道内的唾液及胰蛋白酶的糖苷位点特异性结合，降低其酶活性，它随食物一起进入消化道时，包裹住负责消化碳水化合物的活性酶，从而阻碍碳水化合物被消化成小分子，无法被消化的碳水化合物就因体积太大无法被肠道吸收，从而排出体外。

L-阿拉伯糖可抑制蔗糖分解酶的活性，所以在与蔗糖一起摄取时可抑制血糖值急剧上升或抑制胰岛素的分泌。它与食物纤维一样是难以消化的低热量物质。并且，未被消化吸收的L-阿拉伯糖到达大肠后，对肠内菌群的改善效果正逐渐得到证实。它在大豆酱、酒等发酵食品，以及茶、速溶咖啡等中以游离状态微量存在。

目前没有哪种营养素可以阻断所有糖的吸收，所以想通过摄入一种物质来达到一劳永逸的阻糖吸收是不现实的，养成抗糖化饮食习惯至关重要。

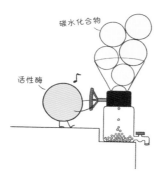

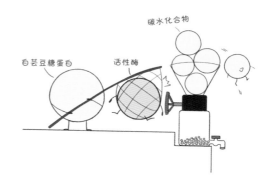

白芸豆糖蛋白随食物一起进入消化道时，包裹住负责消化碳水化合物的活性酶，从而阻碍碳水化合物被消化成小分子，无法被消化的碳水化合物就因体积太大无法被肠道吸收，从而排出体外。

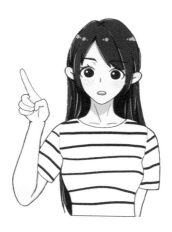

Q3：哪些营养素能抑制AGEs形成？

A：多酚类和黄酮类化合物，可以作为AGEs的天然抑制剂，常见的天然抑制剂有鱼腥草、余甘子、山楂、橄榄等。

AGEs抑制剂主要是通过捕获生成AGEs的中间产物（如羰基化合物、以碳为中心的自由基，或羟基自由基），螯合过渡金属离子，抑制糖基化阿马多利产物的形成，从而抑制AGEs形成；或者通过阻断AGEs与蛋白质的交联结构来抑制AGEs形成。

在日本《抗糖化对策报告书》中指出对抗糖化有效果的植物有山竹果皮、洋甘菊、鱼腥草、葡萄叶，有利于避免体内多余的游离糖攻击健康蛋白质。在《糖化引起的疾病及抗糖化食品素材》一书中，也列举了较多经实验验证具有抗糖化作用的食品原料。本书在此简要进行介绍。

1. 洋甘菊（*Matricaria recutita*），研究发现其提取物中含有的黄酮类物质可阻碍蛋白质糖化反应。

2. 鱼腥草（*Houttuynia cordata*），鱼腥草水提物可以抑制中性脂肪吸收，防止其蓄积。在抗糖化方面，其不能抑制糖化反应早期生成物的活性，但是对糖化中产物3-脱氧葡萄糖醛酮（3-DG）及AGEs，如羧甲基赖氨酸（CML）具有抑制作用，并表现出浓度依赖性。

3. 山楂（*Crataegus pinnatifida*），研究表明山楂果水提物阻碍3-DG和CML生成，可阻止蛋白质架桥形成，从而阻碍糖化反应，发挥作用的功效成分被推测是非还原糖性物质。

4. 针叶樱桃（*Malpighia emarginata*），其果实提取物（高含量多酚）可以抑制餐后血糖值上升，对细胞内糖吸收具有抑制作用；防止高血糖，从而抑制体内AGEs生成，预防因年龄增长和糖尿病并发症引起的动脉硬化的发病。其叶子提取物中所含多酚可以抑制α-葡萄糖苷酶活性，从而抑制血糖值上升。其叶子提取物和种子提取物均具有明

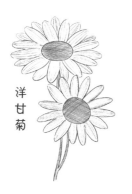

洋甘菊

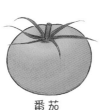

番茄

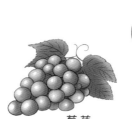

小麦　　　葡萄

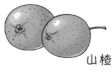

山楂

显的抗糖化作用，且叶子提取物效果优于种子提取物，而种子提取物已是化妆品原料。

5. 樱花提取物，其活性成分为酸性葡萄糖苷衍生物、黄酮醇葡萄糖苷。其对AGEs及糖化物引起的真皮成纤维细胞损伤具有抑制作用。

6. 橄榄（*Canarium album*），本身具有抗菌、抗氧化、降血压、扩张血管、收缩冠状动脉血管等作用。研究显示，其所含多酚类物质，对糖化反应具有抑制作用。

7. 茶叶提取物，发酵普洱茶、绿茶被证实可以显著抑制糖化反应中的CML生成，且普洱茶的作用优于绿茶，其功效成分可能是儿茶素转化的没食子酸。

8. 余甘子（*Phyllanthus emblica*），含有大量的多酚和维生素C，其果实提取物被证实具有抑制AGEs形成的作用，作用随剂量增加而加强，可以改善因老化带来的高脂血症和肾脏功能障碍。

AGEs的形成过程中发生了氧化反应，产生大量的过氧化氢、超氧阴离子和单线态氧等自由基，因此抗氧化剂也对AGEs的形成有抑制作用。大量研究表明，很多具有抗氧化活性的植物提取物对AGEs的形成具有抑制作用，如菊花提取物、肉桂提取物、柠檬香脂提取物、阿魏酸、原花青素，富含花色苷和多酚类化合物的葡萄、草莓、蓝莓、黑莓等水果提取物等。

原花青素通过捕获活性羰基化合物从而抑制AGEs的生成。400μmol/L的芦丁代谢产物（3，4-二羟基苯乙酸和3，4-二羟基甲苯）可分别抑制95%和90%的AGEs。50μmol/L异槲皮苷和金丝桃苷，分别抑制89.6%和92.0%的AGEs形成。研究表明，番茄红素对糖基化反应有抑制作用，但对不同中间产物的抑制效果不同，其对糖基化反应中生成果糖胺和羟甲基糠醛的途径没有抑制作用，而对因氧化引发的晚期糖基化反应有很好的抑制作用，对于荧光性物质AGEs的抑制率最大达到了30.9%。

此外，研究表明肌肽、山茶花籽提取物、黑生姜提取物等也具有抗糖化作用。苹果果肉提取物与绿茶提取物的混合物（主要成分为黄烷-3-醇和绿原酸）、艳山姜根提取物、小麦麦麸提取物也对AGEs具有很好的抑制作用。

1. 上篇重点梳理

● 人体内过多的糖与蛋白质结合发生糖化，产生有害的AGEs。

● 糖化会导致身体老化。

● 皮肤暗沉、干燥、皱纹、痘痘等的产生可能都与糖化有关。

● 在摄取等量糖的前提下，肥胖人群和偏瘦人群的糖化概率是一样的。但大多数肥胖是由于不良饮食习惯造成的，而这些不健康的饮食大多含有更多AGEs，极易引起糖化。

● 目前中国糖尿病患病人数约占全球糖尿病患病总人数的1/4，中国是糖尿病第一大国。AGEs是包括糖尿病、骨质疏松、变形性关节炎、痛风、癌症在内众多疾病的起因。

● 糖化也是脱发、黑发变白、心情抑郁等一系列健康问题的原因。

● 在实际生活中，要得知AGEs的值的方法很有限，但我们可以通过一些方法进行预测。

● AGEs的含量与血糖与时间这两个因素相关，因此，可以从控制血糖或控制时间的角度抑制AGEs的产生。

● AGEs一旦形成则不容易消除，因此更要把抗糖化的观念融入到生活中，避免更多AGEs生成和堆积。

● 抗糖化的营养素有很多，经常摄入能有效延缓糖化发生的时间和概率。

2. 你知道吗？

母体的AGEs会转移到胎儿身上！

从出生的那一刻起，身体中已经储备了人一生需要的全部原始卵泡，大约200万个。随着年龄增长，AGEs逐年递增，原始卵泡开始老化，卵子的质量和功能均逐渐下降。女性最好的受孕年龄是20～30岁，30岁以后随着质量不佳的卵子增多，孩子唐氏综合征的发生率也随之增高。尤其35岁以后，即使在月经周期正常的情况下，也并不是每个月都能排卵。

体内AGEs含量更高的人，染色体异常的卵子数量也会增加。存在不良染色体的卵子即使成为受精卵，也无法顺利进行细胞分裂，就算细胞分裂也容易着床失败，或是着床后因为胎儿发育不良导致流产。所以说，AGEs含量高低会影响卵子染色体的质量。

本书前文中提到，AGEs与肥胖和糖尿病存在必然联系。根据临床资料表明，因为肥胖和糖尿病人群卵巢中的卵子质量不佳，所以即使采取人工受孕，成功概率也较正常人低。即使受孕成功，胎儿先天和后天疾病的发病率也更高。

另外，AGEs会影响性激素的分泌，AGEs越多的女性，其体内雄性激素也会更多。像不孕因素之一的多囊卵巢综合征，其诊断的一个标准就是血液中雄性激素含量高低。总之，即使是怀孕早期阶段，AGEs对受精卵也会产生不利影响。

那当受精卵发育成胎儿的时候，母体中的AGEs是否会对胎儿造成影响呢？答案是肯定的。我们知道，胎儿是通过胎盘从母体获取营养的，而AGEs也借此转移到胎儿身上。母体的AGEs含量越高，出生后婴儿体内的AGEs含量也更高，其后天发生代谢异常疾病的比例也会更高。因此，为了拥有更加健康的宝宝，也请孕妈妈尽量遵循抗糖化的生活方式，避免摄入过多的糖。

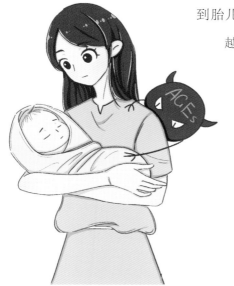

母体的AGEs会转移到胎儿身上

3. 测一测：你的身体被糖化了吗？

现在你知道生活方式与糖化的关系了吧？在这里检查自测一下，打钩越多的人，越要小心身体内AGEs的含量哦！

□ 没吃到米饭、面食等碳水化合物就无法满足

□ 很少吃青菜和菇类食物

□ 喜欢喝果汁、奶茶等甜饮料

□ 逛街时经常会买冰激凌、奶茶等甜品

□ 喜欢吃糖醋菜和红烧菜

□ 吃饭速度快，经常狼吞虎咽

□ 喜欢先吃主食和肉类，蔬菜后吃或很少吃

□ 常吃烧烤、炸鸡等经深度油炸加工的食物

□ 一天多次使用微波炉

□ 饭后喜欢躺着、坐着看电视

□ 睡前习惯吃宵夜，或者习惯吃完东西倒头就睡

□ 抽烟，或身边有抽烟的人

□ 压力很大

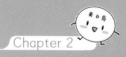

下篇

Chapter 2

十大抗糖化
生活方式

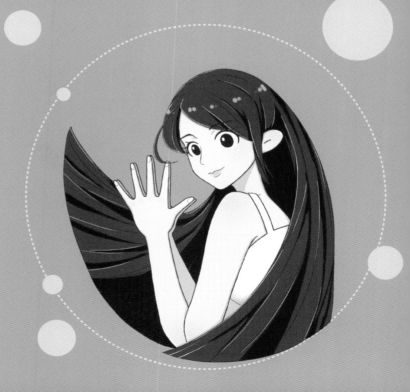

一、减少精加工碳水化合物，抗糖化关键第一步

Q1：日常中，含精加工碳水化合物的食物有哪些？

A：饼干、可乐、冰激凌、蜜饯、薯条、雪饼、黑芝麻糊、啤酒、巧克力等。

既然要抗糖化，首先肯定要减少糖*的摄入。通俗来讲，碳水化合物包括吃起来有甜味的糖（如砂糖）和不甜的淀粉（如馒头）。根据《中国居民膳食指南（2016）》建议，我国成人碳水化合物（即谷薯类）的每日平均摄入量为250～400g，约占每日应摄入食物的1/4。为了方便大家日常查询，本节的插画将一些具有代表性的日常食物，按照建议吃、限量吃和不要吃，进行了简单分类。

从消化分解的角度来说，大部分碳水化合物在小肠被消化吸

收，部分不能在小肠吸收的碳水化合物在结肠被吸收。根据消化情况，可利用的碳水化合物如糖（部分糖醇除外）、淀粉（抗性淀粉除外）称为生血糖碳水化合物；不消化的碳水化合物包括膳食纤维、部分不消化的糖醇，称为非生糖碳水化合物。为了稳定血糖，在平衡膳食的基础上，可以适量增加非生糖碳水化合物食物（如深绿色蔬菜）的摄入。

Tip 日常中，抗糖化保养需要养成不让血糖值迅速上升的生活习惯。

注：

*此处特指精加工碳水化合物。

建议吃	蔬菜类： 生菜、包菜、 菠菜、茼蒿、 白菜、黄瓜、 冬瓜、笋瓜、 香菜、洋葱、 菇类、芹菜、 丝瓜、木耳、 茄子、辣椒、 萝卜、菜花、 四季豆、 西葫芦、 西蓝花、 番茄等	五谷杂粮类： 花生、绿豆、 黑豆、花豆、 红豆、百合、 小米、红小豆、 玉米（面）等	水果类： 黑莓、蓝莓、 草莓、桃子、 柠檬、柚子、 橙子、苹果、 菠萝、樱桃、 山楂、葡萄、 橘子、猕猴桃、 覆盆子、梨等
限量吃	蔬菜类： 南瓜、土豆、 红薯、紫薯、 山药、芋头、 莲藕、银耳等 （此类蔬菜可 以代替主食）	水果类： 荔枝、榴莲、 大枣、香蕉、 柿子、芒果、 西瓜、甜瓜、 木瓜、果干、 干枣、 哈密瓜等	其他： 精致米面类、 粉条
不要吃	白糖、红糖、 冰糖、蜂蜜、 蛋糕、巧克力、 果脯、果泥、 果酱、果汁、 冰激凌、曲奇饼、 番茄酱、水果罐头	加工肉制品、 烧烤汁、沙拉酱、 薯片、虾条 等膨化食品、 豆浆、藕粉、 速溶咖啡、 芝麻糊等速溶类饮料	红烧类菜、 鱼香类菜、 番茄炒蛋、 甜水面等

Q2：你了解食物GI&GL吗？

A：GI为血糖生成指数，GL为血糖负荷，二者为评价血糖的指标。

血糖生成指数（GI）简称生糖指数，指含50g可利用碳水化合物的食物与相当量的葡萄糖在一定时间（一般为2个小时）体内血糖反应水平的百分比值，反应食物与葡萄糖相比升高血糖的速度和能力。GI是衡量食物引起餐后血糖反应的一项有效指标。其中，GI＞70为高GI食物，70～55为中GI食物，≤55为低GI食物。高GI食物消化吸收快，葡萄糖迅速进入血液，生糖快；反之，低GI食物吸收慢，生糖慢。

血糖负荷（GL）用来评价某种食物摄入量对人体血糖影响的幅度。计算公式：GL=摄入食品中碳水化合物的重量×食品中的GI值÷100。餐后血糖水平除了与GI有关外，还与GL有关，一般认为GL＜10为低GL食物，10～20为中GL食物，＞20为高GL食物。

GI与GL结合使用，能够更实际地反映食物中可消化碳水化合物的量，因此建议两者结合使用。

Tip 抗糖化别只执着于热量，GI和GL是关键。

常见食物的血糖生成指数（GI）

食物	GI	食物	GI	食物	GI
馒头	88.1	马铃薯(煮)	66.4	可乐	40.3
白面包	87.9	大麦粉	66.0	扁豆	38.0
大米饭	83.2	菠萝	66.0	梨	36.0
面条	81.6	荞麦面条	59.3	苹果	36.0
烙饼	79.6	荞麦	54.0	苕粉	34.5
玉米片	78.5	甘薯(生)	54.0	藕粉	32.6
熟甘薯	76.7	香蕉	52.0	鲜桃	28.0
南瓜	75.0	猕猴桃	52.0	牛奶	27.6
油条	74.9	山药	51.0	绿豆	27.2
西瓜	72.0	酸奶	48.0	四季豆	27.0
胡萝卜	71.0	闲趣饼干	47.1	柚子	25.0
小米	71.0	葡萄	43.0	煮黄豆	18.0
玉米面	68.0	柑	43.0	花生	14.0

数据来源：杨月欣，王亚光，潘兴昌.中国食物成分表2版.北京：北京大学医学出版社，2009:309-311

二、增加全谷物食物摄入，粗粮更健康

Q1：全谷物食品包含什么？

A：全麦粉、全谷物冲调粉、糙米粉、发芽糙米、全粒杂粮、全谷物膨化产品等。

据统计，2012年谷类食物占我国居民总食物来源的54.2%，是我国居民最重要的食物来源，也是我国居民摄入营养素的重要途径。与精制谷物相比，全谷物指未经精细化加工或虽经碾磨、粉碎、压片等加工处理，仍保留了完整谷粒所具备的谷皮、糊粉层、胚乳、谷胚及其天然营养成分的谷物。我国传统饮食习惯中作为主食的稻米、小麦、玉米、大麦、燕麦、黑麦、黑米、高粱、青稞、黄米、小米、粟米、荞麦、薏米等，如果加工得当均是全谷物的良好来源。

全谷物的营养丰富，含有丰富的抗糖化营养素。首先，全谷物的蛋白质含量一般在7.5%～15.0%之间且富含膳食纤维，是我们补充蛋白质和膳食纤维的重要来源。其次，小麦、黑麦、大麦的主要水溶性非淀粉多糖为阿拉伯木聚糖，燕麦是β-葡聚糖，这两种多糖均证明能够有效抑制AGEs生成。最后，全谷物富含的植物化学物，如黄酮类化合物（荞麦中的芦丁、黑米中的花色苷）、酚酸类物质（玉米含量最高）、类胡萝卜素（玉米）等，兼具抑制AGEs生成、抗糖化和抗氧化的作用。

中国传统饮食习惯导致我们的谷物摄入量大，所以谷物中的抗糖化营养素不容小觑。试着用全谷物食物代替精致米面主食，开启抗糖化生活第一步吧！

Tip　全谷物食品是人体膳食纤维的重要来源，有助于抗糖化。

Q2：与馒头比起来，米饭是不是更健康的抗糖化食物？

A：不是。馒头（富强粉）和米饭均属于高生糖指数、高血糖负荷的食物，因此都不是健康的抗糖化食物。

网络上关于南北方的差异之争一直不断，对于饮食上以馒头为主的北方和以米饭为主的南方，到底哪种食物才是更健康的抗糖化食物呢？这一节我们就来科普一下。

淀粉在自然界分布广泛，是碳水化合物的主要贮藏形式。依据淀粉的生物可利用性分为3类：①易消化淀粉，指那些能在小肠中被迅速消化吸收的淀粉（＜20分钟），如热米饭、热馒头、热藕粉糊等刚烹煮后含淀粉丰富的食品；②缓慢消化淀粉，指那些能在小肠中被完全消化吸收但速度较慢的淀粉（20～120分钟），主要是生的谷物，如生大米、玉米、高粱等；③抗性淀粉，指在人体小肠内无法消化吸收的淀粉（＞120分钟）。

根据江南大学的研究发现，大米的易消化淀粉含量是84.6%，小麦是80.9%，其磨成面粉则更高。从食物的GI角度比较，馒头

（88.1）和米饭（83.2）均属于高GI食物。也就是说，大米和小麦都是易消化淀粉含量高且GI值高的食物，因此，都不是抗糖化优先推荐的食物。在日常饮食中，选择用全谷物食物部分或完全取代大米、馒头等精加工食物，才是抗糖化生活的推荐方法。

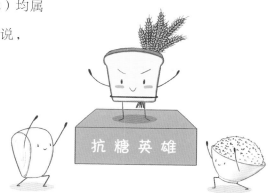

相比于馒头和米饭，全麦食品才是真正健康的抗糖化食品。

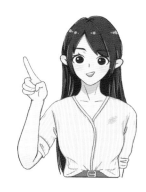

Tip 推荐全谷物食物，不推荐精加工食物。

三、少喝含糖饮料，避免糖太多

Q1：含糖饮料的"能量"有多大，你知道吗？

A：含糖饮料喝起来酸酸甜甜，其实添加了特别多的糖。

含糖饮料主要是指速溶加糖咖啡、碳酸饮料、果汁饮料、能量饮料、调配茶饮料等市场上常见的非功能性饮料。饮料中的能量主要来自糖，这里所说的糖，主要指具有高热量的糖，如果糖、葡萄糖、蔗糖、麦芽糖等。糖可能来自原料中，如水果、蔬菜天然含有蔗糖、果糖和葡萄糖，也可能是人工添加的蔗糖、果葡糖浆（含果糖和葡萄糖）、麦芽糖浆、蜂蜜（主要成分为果糖、葡萄糖和蔗糖）。

饭后一杯酸甜可口的果汁饮料让人心情愉悦，炎炎夏日来一瓶碳酸饮料瞬间清爽又解乏，酸甜又不失茶香的茶饮料似乎满足了挑剔的口感又具有冲泡茶的功能性，熬夜加班来一杯速溶咖啡迅速缓解疲劳感，就这样不知不觉尝遍了各种饮料。其实，你喝饮料的快感，多是糖分带来的，摄入过量的糖导致一时神经兴奋，造成快乐的假象。喝了这么多饮料，它们的含糖量你了解吗？

那些你喝起来甜度刚刚好的饮料，含糖量一般都在8%～11%，这是什么概念呢？就是一瓶500mL的含糖饮料，里面大概有40～55g的糖。以可乐为例，每100mL可乐中糖含量是10.6g，而喝一瓶500mL可乐，相当于摄入53g，大概一个鸡蛋重量的糖，大概214kcal的热量，而一个正常成年女性的日常所需热量是1800kcal。《中国居民膳食指南（2016）》建议，每天糖摄入量不超过50g，最好控制在25g以下。因为我们绝大多数人通过主食摄取的碳水化合物已经足够满足身体能量所需，再额外摄取的糖分就属于人体过量的糖。尤其是葡萄糖、蔗糖这类糖生糖速度较快，进入人体后，导致血糖迅速升高，产生较多过剩糖，就容易发生糖化，产生AGEs。

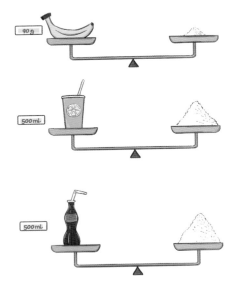

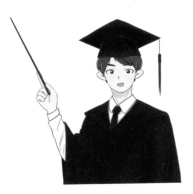

一瓶500mL的可乐含糖超过50g，所以喝一瓶可乐相当于摄入一颗鸡蛋重量的糖。一杯500mL果汁含糖也在50g左右。

Q2：酒、咖啡、红茶、花草茶、绿茶等，哪款才是
爱美人士的爱？

A：少饮酒，多喝茶，才是健康的秘诀。

茶中含有的儿茶素具有抑制AGEs的作用，具体表现为阻碍糖
类的吸收、预防血糖值的上升。还有研究报告指出儿茶素具有杀菌
和减少"坏胆固醇"（低密度胆固醇）的作用。花草茶中含有的
洋甘菊富含多酚类化合物，该类物质同样具有抑制AGEs生成的作
用。所以红茶、花草茶、绿茶可以放心地饮用。那咖啡呢？咖啡*
中含有少量的AGEs，由于量比较少，并不会对身体造成明显的糖
化现象。此外，每天有喝一杯咖啡习惯的女性比不喝咖啡的女性的
脑卒中的风险偏低，这很可能是咖啡里含有的抗氧化多酚在起作
用。所以从整体来看，咖啡对我们的健康还是益大于弊的。

酒精会不会与糖化有关呢？当酒精进入身体后，首先被肝脏中
的乙醇脱氢酶分解成乙醛，乙醛有毒性，是造成酒后第二天头晕、
宿醉的物质，接着乙醛被乙醛脱氢酶分解成乙酸，不同的人体内乙
醛脱氢酶含量差别很大，这也是导致不同人酒量差异的原因，乙酸

会被分解成二氧化碳和水排出体外。酒精分解的过程并不会引起糖化反应，但是经常饮酒的话对我们的身体是一种负担，特别是肝脏。当饮酒过多，肝脏承受能力达到极限时，一些肝细胞就会彻底崩塌，这些细胞就会慢慢被酒精吞噬，时间久了，正常的肝脏也会形成酒精肝，从而影响肝脏的正常代谢，久而久之，会出现肝硬化，由此导致肝脏患癌的风险大大增加。

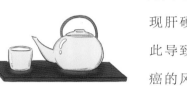

Tip 经常喝茶有助于抗糖化。

注：

*此处特指不加糖奶伴侣的黑咖啡。

Q3：100%鲜榨果汁是含糖大户吗？

A：果汁中含有大量的糖，为了抗糖化还是少喝为宜。

大部人觉得鲜榨果汁由天然水果加工而成，不含任何添加剂，还能补充维生素，一定十分健康。那么事实真是如此吗？一篇发表于*The Lancet Diabetes& Endocrinology*杂志的文章——《果汁，不过是另一种形式的含糖饮料》提到，人们通常认为"健康"的鲜榨果汁，其实含糖量远远超过预期。水果中含有大量的果糖，它是甜度最高的糖，一个苹果（约250g）约含33g的糖，一根香蕉（90g）约含19g的糖，500ml鲜榨苹果汁与一瓶可乐的含糖量相差不大，约50g的糖。由此可见，果汁的含糖量相当惊人，要尽可能少喝。

水果中含有较多的膳食纤维和果胶，能够提高饱腹感，维持肠道健康，减缓果糖的吸收速度，但在榨汁过程中，水果果肉中的纤维被剥离，缺乏饱腹感，流质的纯果汁不经意容易多喝，导致糖摄入过量。鲜榨果汁不仅失去了膳食纤维，而且多酚等植物活性成分、不溶于水的矿物质也会遭受损失。

因此，即使是100%鲜榨果汁也并不建议多喝。口渴的话还是多喝水吧！

 Tip 果汁中糖含量很多，口渴的话还是多喝水吧。

四、足量多样的蔬果摄入，给肠道添活力

Q1：哪些蔬果才是优秀的抗糖化小标兵？

A：像菠菜、番茄和草莓等含有丰富的植物化学物和其他有益成分的蔬果就是优秀的抗糖化小标兵。

要想养成一个好的抗糖化生活习惯，就要保证每天摄入新鲜的蔬果。很多人都知道蔬菜水果富含营养素，我们这节就从蔬果抗糖化的关键因素——"植物化学物"说起。

那么，植物化学物是什么呢？它一般是指蔬菜、水果等植物性食物所含的生物活性成分。目前有关通过植物化学物抑制AGEs生成的文献和研究有很多。例如多酚，多酚不仅能有效抑制AGEs

的生成，它也是目前发现的清除自由基能力最强的植物化学物。多酚广泛存在于各类植物性食物，尤其以深色或红紫、黄橘色水果和蔬菜中居多，如番茄、胡萝卜、紫皮茄子等红紫、黄橘色蔬菜，菠菜、西蓝花等深绿色蔬菜，以及草莓、蓝莓等浆果类水果等。

番茄中富含的植物化学物"番茄红素"也具有增强身体抗氧化能力、抗糖化能力和提高免疫力的作用。除了富含植物化学物，菠菜、番茄、西蓝花中富含硫辛酸，这是一种存在于线粒体中的辅酶，不仅能够抑制AGEs生成，还可以中和自由基，有效抗氧化。

蔬菜水果中也含有丰富的膳食纤维和维生素、矿物质，这些营养素也都是对人体非常有益的。总之，如果想养成抗糖化的生活方式，保证每天足够多样的蔬菜水果，尤其是上文提到的蔬果，是非常有必要的。

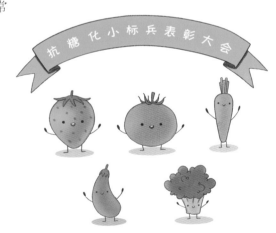

Tip　新鲜的蔬菜水果，如草莓、蓝莓、番茄、胡萝卜、紫皮茄子、西蓝花、小青菜、菠菜等都是优秀的抗糖化小标兵。

Q2：青菜青青，草莓红红，到底吃多少才可以？

A：推荐健康成年人每天摄入蔬菜300 ~ 500g，水果200 ~ 350g，果汁不能代替鲜果。

基于水果蔬菜的营养价值和健康意义，《中国居民膳食指南（2016）》中健康成人的水果日推荐量是200~350g，果汁不能代替鲜果；健康成人的蔬菜日推荐量是300~500g，并尽量选择新鲜应季蔬菜。

或许很多人听过《中国居民膳食指南（2016）》对蔬果摄入量的推荐值，但也有人表示这个数值太不实用。这里，我们给大家介绍一个随"手"可得的食物份量建议，让你直接用手搞定。

水果：一捧。

每天水果推荐量是200~350g。这大约是一个中等大小苹果或梨的重量，或者是一捧浆果的重量。需要注意，水果建议放在两餐之间食用，避免餐后血糖升高。

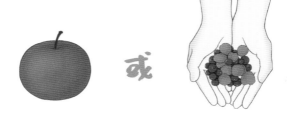

蔬菜：3大把+一个拳头。

每天蔬菜推荐量300～500g，大约相当于3大把叶菜加上1个拳头的块茎类蔬菜。

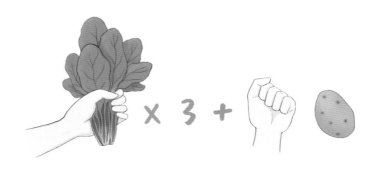

Tip 随"手"可得的蔬果称量法，水果一捧（200～350 g）、蔬菜3大把+1个拳头（300～500 g），轻松了解每日蔬果所需。

Q3：膳食纤维摄入不足，是否会导致便秘？

A：直接或间接导致便秘的原因有很多，膳食纤维摄入不足是其中之一。

便秘是指排便频率减少（一周少于2～3次），大便干结导致的排便困难等症状。不健康的饮食和习惯等原因都会导致大肠蠕动能力下降，从而引发便秘；长此以往，体内垃圾总是不及时排出，肤色暗沉、精神不济等亚健康状况就会发生。

增加高膳食纤维食物的摄入，将大大降低便秘发生概率。不同类型的膳食纤维具有不同作用，而来源于水果、蔬菜、谷物中的膳食纤维有助于缓解便秘。膳食纤维的吸水性可以增加粪便体积和蓬松度，刺激肠道蠕动。根据《中国居民膳食指南（2016）》的建议，成人每日膳食纤维摄入量为25～30g。如果便秘已经发生，可增加至40g。据统计数据显示，中国成人每日平均膳食纤维摄入量是13g，这是远远不够的。一颗苹果（280g）的膳食纤维有5g左右，而500g菠菜也不足9g，大家可以以此估算下自己每日实际的膳食纤维摄入量。

外源性AGEs主要源于食物，所以增加膳食纤维的摄入可以有效增强肠道蠕动速度，加速体内含有AGEs食物的残渣、废物和垃圾等排出体外。在平衡膳食的基础上，用粗粮取代精细粮，每天吃深绿色蔬菜（如韭菜、芹菜、菠菜等），水果（如苹果、梨等）选择不削皮直接吃等方法可增加膳食纤维的摄入。

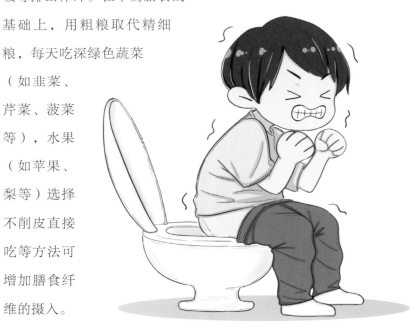

Tip 膳食纤维可以增加肠道蠕动，帮助AGEs排出。

五、增加优质蛋白的摄入，调整身体供能结构

Q1：优质蛋白如何打造抗糖化的身体？

A：坚持补充足量优质蛋白，重塑你的肌肤，激发你的活力，给你想要的身材。

人体大部分是由蛋白质构成的，如皮肤、肌肉、指甲、毛发、大脑、骨骼等，约占体重的20%。并且，蛋白质具有多种功能，例如催化作用（酶）、支架作用（胶原蛋白）、免疫作用（免疫球蛋白）、参与生理机能调节（激素）、氧的运输（血红蛋白）、肌肉收缩（肌动球蛋白）、遗传物质生成（核蛋白）等，可见其重要性非同一般。

1. 蛋白质激发你的活力

蛋白质始终处于不断分解、合成的动态平衡中，正常人体内约含20%的蛋白质，每天约有3%的人体蛋白质被更新。每克蛋白质在体内氧化供能约16.7kJ（4kcal），人体每天所需的能量有10%～15%来自蛋白质。研究表明，摄入充足的蛋白质可以帮助促进新陈代谢，让你青春焕发有活力。

2. 蛋白质滋润你的秀发和指甲

蛋白质是头发和指甲的重要组成成分，当摄取不足，就容易出现指甲断裂，头发强韧度下降、分岔的情况。美国皮肤科学会指出，如果连续多个月蛋白质摄取不足，可能会出现头发枯黄、脱发等现象，这是身体的自我保护机制在起作用，以保存体内有限蛋白质，维持机体基本运作。

3. 蛋白质给你想要的身材

漫无目的的节食减肥会让人精神萎靡，即使瘦下来皮肤也很松弛。应该改变饮食内容，补充足量蛋白质，减少过多糖转化为脂肪在腹部、臀部、腿部囤积。很多女生之所以显得胖，也是因为蛋白质摄入不足导致。澳大利亚联邦科学和工业研究组织近日发表的一份研究报告指出，吃富含蛋白质的食物有利于减重。一份名为《蛋白质平衡：体重管理的蛋白质新概念》的报告称，最新科学实验证据支持了每餐至少摄入25g蛋白质有利于控制饥饿感、增强肌肉代谢、有助于体重管理的结论。

蛋白质广泛存在于动植物食物中，动物蛋白质量更好、更易消化吸收，但同时富含饱和脂肪酸和胆固醇，所以蛋白质摄入还是要注意动植物蛋白搭配。另外，当膳食中碳水化合物摄入不足时，蛋白质也可以作为能量维持机体正常生理活动。所以，应适量增加摄入蛋白质类食物，少摄入糖类食物。

Tip　合理增加蛋白质摄入，减少糖摄入，给你完美抗糖化身体。

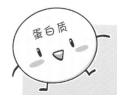

蛋白质的自白书

大家好！我是人人都需要的小可爱——蛋白质，小名叫"小白"。

我听说很多减肥的女生不喜欢小白，认为多吃小白会变得壮壮的。这可太冤枉我了！小白不仅是肌肉合成的主要营养物质，我还可以促进机体新陈代谢，帮助燃烧更多的脂肪。

是！小白的确可以帮助快速增肌，但肌肉的形成与雄性荷尔蒙有莫大关系，这也是男生肌肉更明显的原因啦！因为缺少雄性荷尔蒙，所以在正常饮食和运动的情况下，女生是很难练成一身腱子肉的。

Q2：哪些食物属于含优质蛋白的食物？

A：所有动物相关食品以及大豆及其制品都属于含优质蛋白的食物。

蛋白质由氨基酸构成，到目前为止，人们发现的组成天然蛋白质的氨基酸约有20种，其中亮氨酸、异亮氨酸、赖氨酸、蛋氨酸（甲硫氨酸）、苯丙氨酸、苏氨酸、色氨酸、缬氨酸这8种氨基酸是人体必须从食物中获得而不能自身合成的，叫做必需氨基酸。只要有这8种必需氨基酸，身体就可以制造出其他各种氨基酸，就可以维持生命和进行生长发育。缺乏必需氨基酸时，人体就会出现发育迟缓、早衰、贫血、毛发枯黄、缺乏活力等症状。

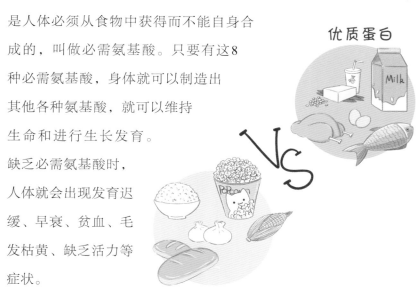

优质蛋白

非优质蛋白

我们每天只要摄入足量的优质蛋白就可以满足身体所需蛋白质营养，而如果摄入的是非优质蛋白，则不容易满足身体营养代谢需求。食物中以豆类、肉类、乳类、蛋类、鱼虾类含蛋白质较高，这些都属于优质蛋白，而谷类含量较少，蔬菜水果中更少。另外，目前市售的酸奶、乳清蛋白粉、牛奶蛋白粉、大豆蛋白粉等都是很好的优质蛋白补充来源，该类产品优质蛋白含量很高（70%以上），食用少量即可满足每日蛋白质需求，方便又快捷。

Tip　蛋白质是生命的物质基础。

Q3：你知道蛋白质每日推荐量是多少吗？

A：《中国居民膳食营养素参考摄入量（2017）》中推荐，蛋白质每日参考摄入量：成年男性为65g，成年女性为55g。

蛋白质是生命活动的物质基础，具有多种生理功能，蛋白质摄入过多或过少均不利于健康。俗话说"物无美恶，过则为灾"，再好的东西也不能过量。因此，为了保证身体健康，蛋白质应控制适宜的摄入量，保证机体蛋白质"够用而不过多"，且优质蛋白为首选。

理论上成人每天摄入0.8g/（kg·d）蛋白质就可满足基本需求，但是由于我国居民膳食结构以植物性食物为主，所以建议推荐量可提高至1.16g/（kg·d），中国营养学会推荐成人蛋白质的每日参考摄入量：成年男性为65g，成年女性为55g。

蛋白质的摄入量与膳食质量有关。我们已经知道了常见的富含优质蛋白的食物有鸡蛋、牛奶、瘦肉、鱼肉、大豆及其制品等，那么每天吃多少才能满足每日蛋白质需求呢？这里特意整理了"常见富含蛋白质食物含量一览表"，大家可以根据自己口味随意搭配。

常见富含蛋白质食物含量一览表

食物名称	每100g中含量g（克）	食物名称	每100g中含量g（克）
牛奶	3.0	豆浆	5.0
鸡蛋	12.7	兔肉	21.2
猪肉（瘦）	20.3	莲子	16.6
牛肉（瘦）	20.2	核桃	15.4
黄豆	36.3	猪肾	15.5
豆腐皮	50.5	海参（干）	76.5
鲢鱼	17.0	鸡肝	16.6
羊肉（瘦）	20.5	猪血	18.9
猪皮	26.4	猪心	19.1
花生	26.2	龙虾	16.4
鸡肉	19.3	燕麦	15.6
猪肝	19.3	鸭肉	15.5

数据来源：《中国居民膳食指南（2016）》。

推荐营养餐搭配如下。

早餐：1杯豆浆（蛋白质约7.5g）+1颗鸡蛋（蛋白质约6.5g）。

午餐：130g黑椒牛柳（蛋白质约13g）+200g蔬菜坚果沙拉（蛋白质约10g）+200g糙米饭（蛋白质约5g）。

晚餐：1杯燕麦牛奶（蛋白质约13g）+150g西芹鸡胸肉（蛋白质约10g）。

我们每天所需蛋白质来源并不是只能依靠单一食物提供，每天可以吃的富含蛋白质的食物来源是多种多样的，搭配食用，美味更健康。另外，值得注意的是，蛋白质虽然对我们身体非常重要，但是长期过量食用会增加肝脏、肾脏负担，肾病人群应该谨遵医嘱。健康人群，不论是儿童、成年人、老年人还是孕妇、哺乳期女性，每日蛋白质摄入量可以参考《中国居民膳食蛋白质参考摄入量》。

Tip 每天蛋白质的摄入量约等于每千克体重1.16g。

六、进餐顺序很重要，稳定餐后血糖

Q1：进餐顺序与抗糖化有何关系？

A：进餐顺序小调整，餐后血糖大不同。

进餐顺序看似与抗糖化无多大联系，但进餐顺序错误却足以"放飞"你的餐后血糖。选择正确的进餐顺序，既可以保持营养均衡，也可以缓解餐后血糖波动。

倘若先进食米饭，大量碳水化合物转化为糖分，机体血糖将急剧上升，胰岛素大量分泌。当摄入糖分超出胰岛素的处理水平时，葡萄糖将持续保持高水平，引发高血糖。

以控制饮食总量为前提，调整进餐顺序，按照膳食纤维、蛋白质、碳水化合物的顺序进餐，就可以有效控制餐后血糖，预防糖化。那么结合中国人的饮食习惯，我们到底该怎么吃？这里为大家整理了简单易懂的"进餐三步曲"。第一步，多吃蔬菜。此处的蔬菜特指如菠菜、生菜、番茄、黄瓜等深色蔬菜。第二步，吃肉蛋类。建议多选用鸡肉，鱼肉和猪、牛、羊的瘦肉等脂肪量更少的肉制品。最后，吃主食。这个时候的胃已经有几分饱，对米饭、面条、糕点等主食的需求不会太大，从而避免过高生糖指数导致的糖化。

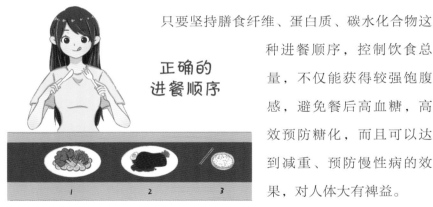

只要坚持膳食纤维、蛋白质、碳水化合物这种进餐顺序，控制饮食总量，不仅能获得较强饱腹感，避免餐后高血糖，高效预防糖化，而且可以达到减重、预防慢性病的效果，对人体大有裨益。

Tip 抗糖化的进餐顺序：膳食纤维→蛋白质→碳水化合物。

Q2：暴饮暴食、狼吞虎咽等不良饮食习惯也会导致身体发生糖化？

A：是的。保持良好的饮食习惯是抗糖化之路的必修课。

俗话说"民以食为天"，一日三餐是我们生活的重要部分，但由于现代生活节奏的加快，人们的饮食习惯发生了很大的改变。

迫于时间压力或是受生活习惯影响，不少人吃饭狼吞虎咽，做饭2小时，吃饭5分钟，带来了很大的健康隐患。一项来自日本的研究显示，快食者患糖尿病风险的概率是健康人的5倍。人在狼吞虎咽时，快速吸收的糖分会导致胰岛素大量分泌，血糖值会急剧上升，产生胰岛素抵抗。不仅如此，快食过后，血糖含量又会急速下降，机体发出饥饿信号，暴饮暴食接踵而至，整个过程中，机体糖化风险不断提高。许多上班族吃饭不规律，晚餐或遇到应酬就大吃大喝、暴饮暴食。超量摄入多种食物，加重机体负担，这种情况同样会加速机体糖化。

相反，细嚼慢咽时，机体血糖值会平稳上升。咀嚼动作会刺激机体的中枢神经，大脑神经接收饱腹信号通常需要15～20分钟，因此每餐进食时间需要控制在20～30分钟，每口咀嚼30次以上，既利于营养的吸收也可降低胃的负担，更能远离高血糖。

同时，控制进食量也十分关键，试着换套小型餐具、少点菜、不屯零食、记录饮食量、及时监控体重，会让你的抗糖化之路变得更加顺利。

Tip 细嚼慢咽、控制进食量是抗糖化之路的必修课。

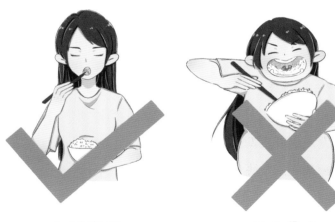

细嚼慢咽
（每口嚼30次）

快食暴食

七、少吃快餐食品，低钠低油更健康

Q1 ：哪些食品属于快餐？

A：西式快餐、方便食品、微波食品等都属于快餐。

字面意思，快餐是指可以快速烹调食用的简单餐食。我们这里介绍的快餐包括以汉堡、炸鸡为代表的西式快餐，以及以方便面、自热火锅米饭和微波加热为代表的预包装食品。为了能在最短时间内供应给顾客，西式快餐食品一般需要超高温油炸，所以AGEs的含量特别高。举个例子，高温油炸薯条的AGEs含量约是水煮马铃薯的90倍。

根据美国营养学会2010年的数据，以某快餐巨头为例，巨无霸汉堡中含有7801kU/100g的AGEs，麦香鱼堡中含有6027kU/100g的

AGEs，薯条含有1522kU/100g的AGEs。同等重量对比，香蕉只有9kU，苹果是13kU。对比如此鲜明！所以下次点炸鸡之前要不要再考虑一下呢？

快餐有高油、高碳水化合物、低纤维、高热量的特点，而这些特点也刚好满足糖化终产物AGEs的形成条件，而且烹调时间越久，AGEs含量越高。为了减少烹饪时间，方便面等快餐需要经过脱水、高温油炸等加工方式。与在家吃饭相比，搭配上高钠高盐的酱料和油包，吃方便食品会额外摄取更多AGEs。如果是其他烹饪方式，比如炒方便面，AGEs含量更是惊人！

我们现在已经知道食物烤得焦焦的或炸成金黄色的部分其实就是美拉德反应的结果，含有大量的AGEs，所以要尽可能少吃这类食物。也许有人会问，微波炉加热食品既不会使其烤黄又不会烧焦，为什么还是不推荐呢？微波炉是利用电磁波促进食物分子震动的原理加热食物的。所以即使不会烤焦食物，食物同样是以高温加热烹调的，AGEs并不会因此减少。根据美国营养学会发表的研究报告显示，用微波炉加热的食品比水煮食品含有更多AGEs。

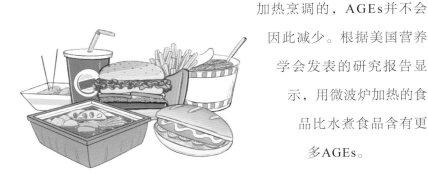

Q2：经常吃快餐会导致什么糖化危害？

A：常吃不健康快餐的人比饮食健康的人更显衰老。

因为烹饪方式和加工工艺不同，与在家吃饭相比，食用快餐会额外摄入更多的AGEs，增加人体糖化反应发生的概率。首先，油脂会氧化、劣化，氧化的油脂是侵入动脉、引起动脉硬化的罪魁祸首。蛋白质也会变性，轻则影响蛋白质的口感和吸收，过度加热则会产生AGEs，劣化的蛋白质还会与氧、脂质过氧化物发生反应，产生自由基。氧化和糖化就像车的两个轮子，两者共同作用，加速身体老化的进程。

汉堡等快餐食品通常还会搭配可乐、果汁等含糖饮料。摄入这么多本身含有超高AGEs的快餐后再饮用含糖高的饮料。高油脂和高糖的搭配，体内AGEs想低都难了！

因此，用餐时尽可能避免选择快餐食品。

八、每周一次轻断食，抗糖化减重好轻松

Q1：什么是轻断食？

A：5+2断食法，一周内不连续的两天轻断食。

断食是每日不摄入能量。区别于断食，轻断食是以低能量高营养的饮食原则，按照个人自身情况选择断食时间和频率，通过控制总热量的摄入来达到减重目的的生活模式。目前最常用的是5+2断食法，即一周有5天正常饮食，2天轻断食。轻断食者可以根据自身情况合理安排，一般是轻断食1天，接着正常饮食2～3天。正常饮食的这5天几乎不考虑热量控制，按照个人正常的饮食习惯吃，轻断食的2天，女性的热量摄入量减少到平均500kcal/d，男性减少到平均600kcal/d。

如果每天算着热量吃，时时都要专注于执行节食计划，不仅饮食会变得特别无趣，还会让生活充满挫败感。轻断食除了可以帮我们解决标准饮食建议解决不了的问题，还可以让我们更易执行制订的饮食计划，短期内也能看到效果，从而给我们持续的信心和动力。另外，轻断食更深的意义在于可以年轻化我们身体，降低IGF-1（胰岛素样生长因子-1）浓度（IGF-1与老化有关疾病相关），启动修复基因，吞噬老化细胞，提高胰岛B细胞的敏感度，这些效果都与抗糖化息息相关。

Q2：轻断食有什么作用？

A：偶尔轻断食让你更健康、更年轻、更长寿。

轻断食实际上是为实现更健康、更年轻、更长寿的生活而设计的。上节提到轻断食期间女性每天摄入500kcal，男性600kcal，这个数据是如何得来的呢？其实很简单，在轻断食期间推荐摄入的热量是人体正常每日总能量消耗（TDEE）的1/4；女性平均每天需要消耗2000kcal，男性平均每天需要消耗2400kcal，所以乘以1/4后就是女性每天500kcal，男性600kcal。这两个数据对一般人群都适用。但如果你是个追求完美，凡事都要精准的人，接下来就教你计算个人的TDEE以及轻断食期间的热量摄入。

计算TDEE前，我们需要先确定两个数值，基础代谢率（BMR）和运动量，BMR是指在非运动状态下维持生命所需消耗的最低能量。

男性：BMR（kcal）=10×体重（kg）+6.25×身高（cm）－5×年龄+5

女性：BMR（kcal）=10×体重（kg）+6.25×身高（cm）－5×年龄－161

几乎不运动：TDEE=BMR×120%

每周1~3次运动：TDEE=BMR×138%

每周4~5次运动：TDEE=BMR×155%

每周6~7次运动：TDEE=BMR×173%

每周8~14次运动：TDEE=BMR×190%

举个例子，小美，女，25岁，体重60kg，身高160cm，每周平均去2次健身房，轻断食期间应该摄入多少热量呢？我们套用上面的公式进行如下计算。

BMR=10×60+6.25×160－5×25－161=1314（kcal）

1/4×TDEE+（1314×138%）/4=1813.32/4≈453（kcal）

所以，小美轻断食期间一日的热量摄入约为453kcal。正常饮食日的热量摄入约为1813kcal。

按男女不同，下图提供了一日轻断食食谱，每日两餐，供参考。

♀ 女性轻断食食谱（500kcal/d）

食谱一：

早餐（约200kcal）

酸奶燕麦水果杯

酸奶150g

燕麦20g

蓝莓50g

坚果15g

晚餐（约300kcal）

蔬菜炒鸡柳

鸡肉140g

橄榄油1匙

葱、姜、蒜末各1匙

酱油2匙

柠檬1/2个

荷兰豆40g

卷心菜80g

蔬菜汤（如菠菜）

猕猴桃1个

食谱二：

早餐（约200kcal）

水煮蛋1个　　鸡蛋大小的紫薯2个

葡萄柚1/2个

晚餐（约300kcal）

  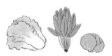

熟牛肉50g　　黍50g　　生菜、菠菜、甘蓝共100g

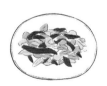

牛肉蔬菜沙拉　　圣女果30g　　碎奶酪30g　　橄榄油1匙

黑醋2匙

♂男性轻断食食谱（600kcal/d）

食谱一：

早餐（约300kcal）

酸奶燕麦水果杯

酸奶200g

燕麦30g

蔓越莓干10g

蓝莓50g

坚果20g

晚餐（约300kcal）

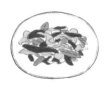

蔬菜炒牛柳

瘦牛肉150g

橄榄油1匙

黑胡椒粉若干

酱油2匙

柠檬1/2个

荷兰豆50g

卷心菜100g

蔬菜汤（如娃娃菜）

苹果1个

食谱二：

早餐（约300kcal）

水煮蛋1个

鸡蛋大小的紫薯2个

葡萄柚1个

坚果20g

晚餐（约300kcal）

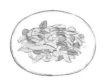
鸡胸肉蔬菜沙拉

鸡胸肉50g

黍50g

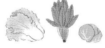
生菜、菠菜、甘蓝共100g

圣女果30g

碎奶酪30g

橄榄油1匙

黑醋2匙

九、饭后适量运动，消耗体内多余的糖

Q1：什么时间才是抗糖化的最佳时间呢？

A：饭后 1 小时左右。

血液中的葡萄糖是我们的能量来源，多余葡萄糖会被送到肝脏与肌肉储存。然而，当肝脏与肌肉的糖满到存不下时，葡萄糖只能再次被送回血液。我们知道，糖化作用容易发生在长时间持续的高血糖状态下，所以必须在高血糖状态发生之前，也就是血糖值达到顶峰之前，通过运动将血液中的葡萄糖消耗掉。

好消化的食物只需要15～30分钟就能让血糖值达到高峰，而一般的食物则需要1～1.5小时。而通常2小时后，血糖值就会开始下降。如果想要有效降低血糖值，应该何时运动比较好呢？这个黄金时间就是饭后1小时。之所以规定饭后1小时，是因为这个时候正是血糖值达到最高峰的时候，在血糖值上升的时候消耗糖，就能避免高血糖状态的发生。若饭后立即进行激烈的运动，会妨碍消化功能，所以最好选在饭后1小时来运动。

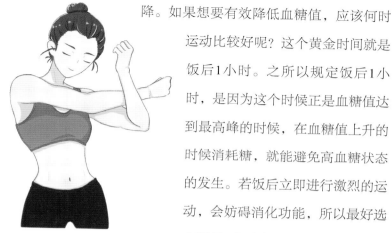

**饭后1小时适量运动
抗糖化最有效**

糖与脂肪的消耗比例会随着运动强度的不同而变化。运动强度低的时候，脂肪的消耗占比会提高，运动强度高的时候，糖的消耗占比会提高。如果运动量增加、肌肉使用量增加，就会进一步消耗储存在肌肉与肝脏里的葡萄糖。

运动能消耗糖，将糖转化成能量，并让血糖值下降。同时，胰岛素的效能也会变好，糖的代谢也会变好。

Tip 饭后1小时是抗糖化运动的最佳时间。

Q2：饭后如何消耗糖？

A：走路、爬楼梯、打扫等都可以消耗糖。

许多人虽然知道运动有利健康，但往往把"没有时间去健身房"作为借口。其实，生活中很多时候都可以随时进行运动。

在外就餐的上班族，饭后无需做家务，不妨在吃完午饭后绕点远路走回工作场所，或是利用所在场所拉伸、活动一下；在家用餐后，不妨稍微打扫一下，或是下楼倒垃圾兼散步。其实，利用饭后1小时，做些力所能及的家务活，如扫地、拖地、擦桌子等，避免身体血糖升高的同时还能促进家人感情。

习惯餐后立刻睡觉或者坐着、躺着看电视的人要特别当心了：你们的血糖值或许正在飙升，糖化已经侵蚀你的身体。如果想要避免身体糖化带来的危害，饭后一定要适量活动一下。

饭后快速消化糖，就是这么简单，你是不是也想尝试一下？

Tip　做家务也可以帮助抗糖化。

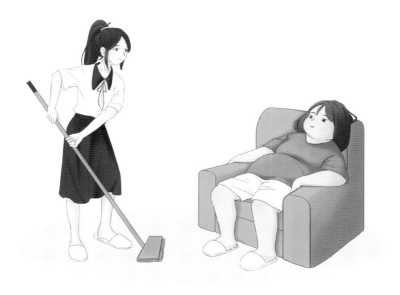

做家务的人普遍比不做家务的人瘦

Q3：有氧运动和无氧运动，哪种才是更好的抗糖化运动？

A：两种运动都是很好的抗糖化运动。

什么样的运动能够更好地抗糖化，答案就是有氧运动和无氧运动。

所谓有氧运动是指人体在氧气充足供应的情况下进行的运动。做有氧运动时，氧气能充分消耗体内的糖，同时还可以消耗脂肪，游泳、骑自行车或慢跑等都是很好的有氧运动。

无氧运动是指人体肌肉在无氧供能代谢状态下进行的运动，是肌肉在缺氧的状态下高速剧烈的运动，比如肌肉锻炼与短跑冲刺等。

如果你不希望让糖化发生，那么这两种运动都是有效的。如果希望做轻松一点的运动，那么推荐外出健走，也就是大步向前，快速行走，能够很好地消耗体内的糖。

不少人被家庭与工作追着跑，吃完饭后没有外出健走的时间。这种情况下可以在室内做一些运动，下面介绍几种在室内能够有效刺激肌肉、消耗糖，而且步骤简单，做起来毫无压力的动作。

1. 坐着打水运动

一边工作，一边锻炼大腿肌力：坐在椅子前端，身体坐直，不要依靠椅背，两腿伸直并上下交互运动；膝盖不要弯曲，用大腿的力量让整条腿上下运动20～30秒；整个动作就像坐在椅子上双脚打水一样。重点是慢慢的、大幅度的上下打水，提升肌耐力。借由刺激大腿内侧大肌肉群，达到有效消耗糖的目的。

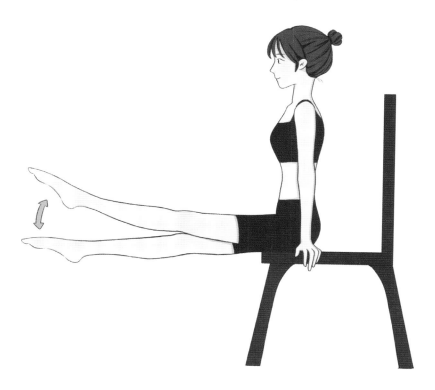

2. 隔空坐椅运动

　　隔空坐椅运动也叫深蹲。想像自己要去坐在椅子上，首先两手叉腰，双脚打开与肩同宽，屁股向后翘，慢慢往下蹲，就像要坐在椅子上，然后保持这个姿势。注意膝盖的位置不要超过脚尖。然后膝盖伸直，回到原来的站姿，该动作重复5～10次。

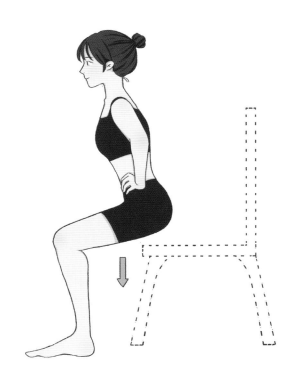

3. 臀桥运动

仰躺，两脚张开与髋同宽，膝盖弯曲成90°左右。双手放在身体两侧，手心向下贴着地板。一边用鼻子吸气，一边从臀部到后背、肩膀的顺序慢慢上抬，一直抬到无法再高的程度，再按肩膀到臀部的顺序逐渐下落。屁股抬高时，注意不要让腰腹往外凸，重复整套动作5~10次。

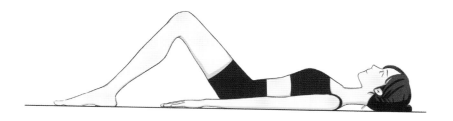

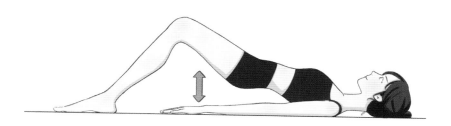

4. 抬臀运动（单脚伸直）

接下来是一组臀桥运动的加深训练。当臀桥运动对你来说已经没有挑战性的时候，尝试在臀部抬高的同时，单脚轮流伸直并维持5秒左右，再缓缓放下臀部。运动过程中配合呼吸来做，效果更佳。臀部抬高时用鼻子吸气，单脚伸直时再用嘴巴吐气。这个动作可以刺激臀大肌，不仅能有效消耗糖，也能帮你打造紧实翘臀。

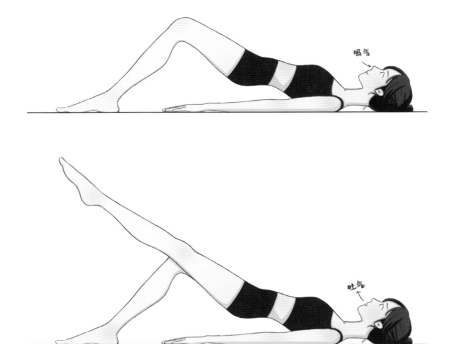

Tip 有氧运动，无氧运动，能帮助抗糖化的运动都是好运动。

十、压力少，休息好，抗糖化从"心"开始

Q1：压力与糖化有什么关系？

A：压力刺激代谢糖类的皮质醇激素分泌，进而导致肥胖、焦虑、失眠以及更大的压力。

当受到压力刺激后，下丘脑指挥肾上腺分泌肾上腺素和皮质醇，而皮质醇是一种对糖类代谢有很强作用的激素，也是身体应对"压力调节"的一种应激激素。压力状态下，身体需要皮质醇维持正常的生理状态。例如，皮质醇激素分泌能释放氨基酸（来自肌肉）、葡萄糖（来自肝脏）、脂肪酸（来自脂肪组织）为身体供能。但是如果压力过大，皮质醇分泌持续增多，身体会接收到皮质醇传递的信号：身体需要摄入更多高糖高脂的食物来存储能量。

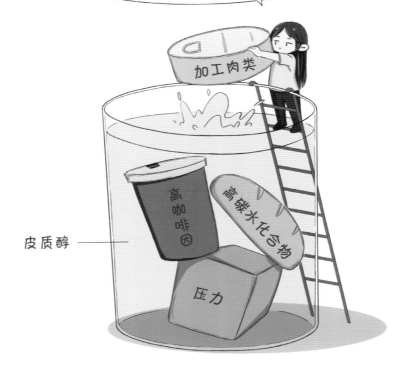

压力过大、高咖啡因饮品、高碳水化合物食品、加工肉类等会升高身体皮质醇水平

加工肉类

皮质醇

高咖啡因

高碳水化合物

压力

举个例子来讲，与另一半意见不合，发生争吵。这个情况下，身体皮质醇面对吵架压力急剧升高，大脑警戒身体进入"备战"状态，因此在皮质醇的作用下，"身体需要更多糖"的信号被传递，这也能一定程度上解释为什么一些人通过吃甜品解压了。相较于男性，女性是吵架带来的高皮质醇的更大受害者。有研究表明，在争吵后，男性的高皮质醇水平会保持1小时左右，随后便下降至正常水平。随后，男性表现出乐观、从头开始、强大的自我满足等积极情绪，并会比吵架前状态更好。有别于男性，在吵架之后，女性的高皮质醇水平将保持24小时。不断升高的激素水平带给女性的是焦虑、失眠、更大的压力和血糖值升高。

正如前文一再强调的，控制血糖是抗糖化的一个重要因素和前提。除了压力大，摄入含有高咖啡因的饮料，高碳水化合物的食品，常吃加工肉类等也会升高身体皮质醇水平。因此，爱美的女性们更要学会避免皮质醇升高，擅于调节压力！

Tip　压力刺激皮质醇激素分泌，导致变胖变丑。

Q2 ：抗糖化的舒缓解压小建议有哪些？

A ：泡澡、睡眠、呼吸法都可以舒缓解压，帮助抗糖化。

1. 泡澡

泡澡能够舒缓身心，消除压力，是一个生活中抗糖化的好办法。

首先，泡澡的温度很重要。刚开始，建议30～33℃的温水，如果夏天泡澡可以再低点，约29℃即可。刚入浴时，身体肌肉多趋于僵硬紧绷状态。刚开始选择用温度较低的温水澡，是因为低温刺激交感神经分泌，引起皮肤末梢血管收缩，血液循环加速，脉搏和呼吸增加，新陈代谢提高。10分钟以后，逐渐把水温调到40℃左右。这时，皮肤血管受水温刺激扩张，血压降低，放松身心，缓解疲劳。

这些是适当温度变化带给身体的良好刺激。还有一点，

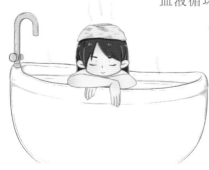

建议水温30～33℃，10分钟后逐渐将水温调到40℃左右

泡澡时坐的高度也有关系。由于半身浴能有效稳定血压，推荐大多数人选择不要及肩的半身浴会更好。特别对于有心脏病、高血压和老年人群，泡澡建议选择温水，水面至胸口高度，减少外界对身体的压力。

2. 睡眠

保证一个有效高质的睡眠对缓解压力的效果是毋庸置疑的。一般来说，人的睡眠分为让大脑休息的非快速眼动睡眠（NREM）和让身体休息的快速眼动睡眠（REM）。两者交替出现，交替一次为一个睡眠周期，两种循环往复。当每晚发生4~5个睡眠周期，每个周期90~110分钟的时候，身体和大脑才会得到充足的休息调整。因此，推荐较为理想的睡眠时间是7~8小时左右。

除了自身因素，选择一个适宜睡眠的居住环境也是非常重要的。首先要保证室内光线适宜睡眠，如尽量避免开灯睡觉，避免室内有过亮的灯源，室内可安装有遮光效果的窗帘等。另外，选择隔音

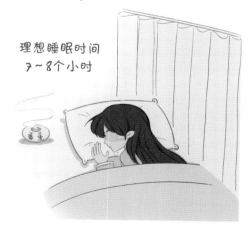

理想睡眠时间
7~8个小时

效果更好的建材，睡前选用有舒缓神经、安神助眠作用的薰衣草香薰等，都对营造一个静谧舒适的睡眠环境有帮助。

3. 呼吸法

呼吸法可以降低血压，活跃副交感神经，调理消化、呼吸、排泄的节奏，增强免疫力，促进有放松效果的脑内激素分泌，帮助提高注意力，缓解压力，放松身心。

日本东海大学抗老化医学教授久保明推荐了一种方法，为方便记忆，我们简记为"5-2-7呼吸法"：先吸气5秒，接着闭气2秒，再吐气7秒。如此反复几次，可帮助缓解焦虑不安的情绪，放松心情。这个方法也可以帮助快速进入睡眠。

呼吸法还有很多，瑜伽的腹式呼吸也是一个很好的缓解压力的方法，冥想也可以提高注意力。加上瑜伽的舒展体式可帮助缓解肌肉压力，因此瑜伽可以帮助有效抗糖化。

吸气 5秒

闭气 2秒

呼气 7秒

5-2-7呼吸法

Tip 泡澡、睡眠、呼吸法等都可以缓解压力，帮助抗糖化。

1. 下篇重点内容梳理

● 食物热量不是选购食物的唯一参考，选择低GI食物可以轻松平稳血糖，避免糖化。

● 与馒头和米饭相比，全谷物制成的食物才是抗糖化的首选食物。

● 除非特别标注，但凡好喝的饮料都是含糖量超标的饮料，要尽量避免。

● 一般而言，蔬菜的颜色越深，成熟时间越久，所含的营养价值越高（如红辣椒维生素C的含量比青椒高），蔬果摄入要做到足量多样。

● 鱼、肉、蛋、奶、大豆都属于优质蛋白来源，应增加该类蛋白的摄入。

● 先吃高纤维蔬菜，然后吃肉、蛋、奶类，最后吃主食，正确的进餐顺序能有效抑制血糖快速上升，降低身体糖化发生概率。

● 快餐食品往往经过高温深度加工，因此AGEs含量更高，一定要尽量少吃这些食品。

● 轻断食不仅可以有效管理体重，而且可以降低IGF-1的浓度，提高胰岛B细胞敏感度，有效抗糖化。

● 血糖值在饭后1小时左右会达到峰值，为避免高血糖发生，建议在饭后1小时适量运动。

● 缓解压力也是有效抗糖化的方法之一。

2. 烹调方法不同，AGEs存在差异

烹调方法不同，AGEs存在差异

食物		烹调法	AGEs值（kU/100g）	一般量（g）
鸡肉	鸡腿肉	烧烤	8802	90
		蒸煮	957	90
	鸡胸肉	油炸	9732	90
		蒸烤	769	90
	全鸡（带皮）	烧烤	18520	90
牛肉		生食	707	90
		煎牛排（熟度低）	800	90
		炖煮	2657	90
		烧烤（明火）	7497	90
		煎牛排（平底锅）	10058	90
虾		烧烤（25分钟）	2137	90
		冷冻后用微波炉烹调	4399	90
豆腐		生食	488	90
		水煮	628	90
		煎	3569	90
鸡蛋		炒鸡蛋（1分钟）	173	30
		煎荷包蛋	2749	45
苹果		生食	13	100
		烤苹果	45	100

数据来源：美国营养学会杂志。

3. 抗糖化食谱

早餐（热量共173kcal）

（1）牛奶

材料：脱脂牛奶250g。

（2）墨式牛油果酱三明治

材料：全麦吐司2片，牛油果半个，柠檬半个，红洋葱15g，香菜叶15g，圣女果2颗（切丁），辣椒半根（去籽），黑胡椒、大蒜粉、盐各适量。

做法：

①制作牛油果酱。取半个牛油果挖出果肉，取半个柠檬挤汁，将牛油果与柠檬汁搅拌并压成泥状，防止牛油果氧化变色。加入红洋葱、香菜叶、圣女果、辣椒，撒上适量黑胡椒粉、大蒜粉和盐，搅拌均匀即可。

②将吐司上涂满牛油果酱，美味即享。

抗糖化重点：

①牛油果含有丰富的不饱和脂肪酸硫辛酸，它素来以抗氧化、抗衰老著称，是抗糖化的有效推荐营养素；同时，牛油果含有丰富

的膳食纤维，一个牛油果（140g）能够满足成人每天膳食推荐量的33%。当然，再好的食材也要适量，毕竟它油脂含量惊人。

②脱脂牛奶可减少脂肪的摄入，推荐直饮，如需加热，时间不宜过长，加热后AGEs容易升高。

午餐（热量共380kcal）

（1）五谷饭

材料：糙米10g，黑米10g，燕麦5g，大米5g，薏米5g，水55mL。

做法：将食材洗干净，放入电饭煲中蒸熟即可。

（2）杏鲍菇牛柳

材料：牛里脊肉80g，杏鲍菇60g，油2g，料酒2mL，胡椒粉2g，淀粉1g，盐、姜、蒜各少许。

做法：

①牛里脊肉、杏鲍菇洗净后控水切条。

②将牛里脊条用淀粉、胡椒粉搅拌腌制入味。

③锅里油热，放姜、蒜爆香，加入牛肉煸炒，待牛肉有些转

色，加料酒；再放入杏鲍菇煸炒，加盐，炒熟即可。

（3）清炒西兰花

材料：西兰花100g，胡萝卜50g，油、盐、姜、蒜各少许。

做法：

①西兰花清洗，去根，掰成小朵，胡萝卜清洗切片备用。

②锅中烧水，水开加点盐，倒入西兰花焯水。

③锅里油热，放姜、蒜爆香，倒入西兰花和胡萝卜，大火翻炒2分钟，加少许盐，翻炒出锅。

（4）鲜榨果蔬汁

材料：苹果20g，桃20g，香蕉10g（去皮），甜椒10g，黄瓜10g，木瓜10g（去皮），柠檬10g（去皮），奇异果10g（去皮），蜂蜜3g，水80mL。

做法：

①苹果、桃子、香蕉、甜椒、黄瓜、木瓜、柠檬、奇异果切小块备用。

②依次将果蔬、蜂蜜和水放入榨汁机，混合搅打成汁，即可

饮用。

抗糖化重点：

①选用糙米、黑米、燕麦、薏米代替部分白米饭，富含膳食纤维，低GI，营养更全面。

②牛里脊低脂肪且富含优质蛋白。

③杏鲍菇、西兰花为低GI食物，营养丰富全面，西兰花含有丰富硫辛酸，是优秀的抗糖化蔬菜代表。

④胡萝卜富含维生素A，清炒可以提高维生素A吸收率，滋润肌肤。

⑤蔬果热量低，直接榨汁，简化烹饪工艺，更少AGEs，更高营养价值。

⑥蜂蜜代替高GI值的砂糖。

晚餐（热量共290kcal）

（1）海鲜蔬菜粥

材料：糙米20g，大米20g，虾20g，干贝10g，花甲20g，香菇20g，海鲜菇10g，胡萝卜5g，青菜40g，香芹10g，葱10g，姜5g，白胡椒粉0.5g，食用油2g，水250mL，盐1g。

做法：

①将虾去虾线腌制、处理虾头，花甲吐沙、干贝浸泡并清洗干净。

②将米、蔬菜清洗干净，蔬菜切丁，葱、姜切末，备用。

③锅中加入少许食用油，姜末爆香，将虾头放入锅中，翻炒出虾油，加入胡萝卜丁翻炒。

④将糙米、大米、水加入锅中煮成粥。

⑤将虾身、干贝、花甲、海鲜菇、香菇、青菜、香芹放入锅中煮熟。

⑥加入白胡椒粉和食用盐调味，撒入葱花出锅。

（2）蒜香秋葵

材料：秋葵100g，蒜10g，红椒2g，醋1g，蚝油1g，橄榄油1g，盐、糖各适量。

做法：

①将食材洗净，秋葵盐水浸泡10分钟并去蒂，将蒜和红椒切末。

②将秋葵放入开水中焯一下，再倒出用凉水冲净，从中间切开码入盘中。

③将盐、糖、醋、蚝油、橄榄油、蒜末、红椒末搅拌均匀，淋在秋葵上即可食用。

（3）果蔬拼盘

材料：生菜30g，樱桃20g，草莓20g。

做法：将生菜洗净切段，樱桃和草莓洗净，装盘即可享用。

抗糖化重点：

①海鲜、蔬菜属于低AGEs食材，且海鲜富含ω-3不饱和脂肪酸。

②选用蒸煮、凉拌等低AGEs烹调方式。

③秋葵富含蛋白质和多糖，有效抗糖化。

④橄榄油抗衰老，增加皮肤弹性。

注：

所有食谱均为一人食份量。

参考文献

[1] Brownlee M，Vlassara H，Cerami A. Nonenzymatic glycosylation and the pathogenesis of diabetic complications. Annals of Internal Medicine，1984，101（4）：527-537.

[2] Singh R，Barden A，Mori T，et al. Advanced glycation end-products：a review. Diabetologia，2001，44（2）：129-146.

[3] 周燕琼. 植物多酚抑制食品中晚期糖基化终末产物的形成的作用机理研究. 杭州：浙江大学，2015.

[4] ［日］山岸昌一著.日本医学博士的抗糖化生活术.钟嘉惠译.台北：东贩出版社，2014.

[5] ［日］久保明.打造身体抗糖化的方法.吴乃慧译.台北：天下杂志出版社，2016.

[6] 小仓由纪，桑原智裕，Minoru Akiyama，等.亚洲人光老化引起的皮肤泛黄与真皮羰基化之间的关系[J].第九届中国化妆品学术研讨会.

[7] 丹妮.研究：吃糖过多会引发抑郁.中国日报网，2014，1，24.

[8] 孙长颢.营养与食品卫生学.第8版.北京：人民卫生出版社，2017.

[9] Manson JE，Willett WC，Stampfer MJ，et al. Body weight and mortality among women. N Engl J M ed，1995，333（11）：677-685.

[10] 中国营养学会.中国居民膳食指南.北京：人民卫生出版社，2016.

[11] Jiménez, Itzel Uribe, Díaz-Díaz, Eulises, Castro, Jorge Salmerón, et al. Circulating Concentrations of Advanced Glycation end Products, its Association With the Development of Diabetes Mellitus[J]. Archives of Medical Research, 2017, 48（4）: 360-369.

[12] Carboxymethyl lysine, an advanced glycation end product, and incident diabetes : a case–cohort analysis of the ARIC Study[J]. Diabetic Medicine, 2016, 33（10）.

[13] Vlassara H, Uribarri J . Advanced Glycation End Products（AGE）and Diabetes : Cause, Effect, or Both ? . CURRENT DIABETES REPORTS, 2014, 14（1）: 453.

[14] Advanced Glycation End Products Are Direct Modulators of β-Cell Function[J]. Diabetes, 2011, 60（10）: p.2523-2532.

[15] 糖尿病并发症.健康必读，2016.

[16] 船戸和弥.Terminologia Anatomica（TA）に基づく解剖学[EB/OL]. http : //www.anatomy.med.keio.ac.jp/funatoka/anatomy/TA（html）/ A04_2_01_008.html，1998.

[17] Abe R , Shimizu T , Sugawara H , et al. Regulation of Human Melanoma Growth and Metastasis by AGE-AGE Receptor Interactions[J]. Journal of Investigative Dermatology, 2004, 122（2）: 461-467.

[18] Jun-Ichi T, Sho-Ichi Y, Masayoshi T.Cancer Malignancy Is Enhanced by Glyceraldehyde-Derived Advanced Glycation End-Products[J]. Journal of Oncology, 2010, 2010（1687-8450）: 739852.

[19] Zuelchaur W . Metformin Inhibits Advanced Glycation End Products

（AGEs）-induced Growth and VEGF Expression in MCF-7 Breast Cancer Cells by Suppressing AGEs Receptor Expression via AMP-activated Protein Kinase[J]. Hormone & Metabolic Research, 2013, 45（05）: 387-390.

[20] Sakuraoka Y , Sawada T , Okada T , et al. MK615 decreases RAGE expression and inhibits TAGE-induced proliferation in hepatocellular carcinoma cells[J]. World Journal of Gastroenterology, 2010, 16（42）: 5334-5341.

[21] Junichi Takino, Shoichi Yamagishi, Masayoshi Takeuchi.Glycer-AGEs-RAGE signaling enhances the angiogenic potential of hepatocellular carcinoma by upregulating VEGF expression[J].World Journal of Gastroenterology, 2012, 18（15）: 1781-1788.

[22] Takino J I , Nagamine K , Hori T , et al. Contribution of the toxic advanced glycation end-productsreceptor axis in nonalcoholic steatohepatitis-related hepatocellular carcinoma[J]. World Journal of Hepatology, 2015（23）: 40-50.

[23] 山岸昌一（編), AGEs研究の最前線：糖化蛋白関連疾患研究の現状,大阪：メディカルレビュー社, 2004.

[24] Robert H.Lustig, Laura A. Schmidt, and Claire D. Brindis. Public Health : The Toxic Truth about Sugar. Nature, 2012, 482 : 27-29.

[25] Silveira P P, Pokhvisneva I, Gaudreau H, et al. Fetal Growth Interacts with Multilocus Genetic Score Reflecting Dopamine Signaling Capacity to Predict Spontaneous Sugar Intake in Children. Appetite, 2017, 120 : 596-601.

[26] 陆曙民. 从抗氧化到抗糖化——人类抗衰老斗争的下一个里程碑. 药物与人，2012（11）：28-30.

[27] 陈婷，马刚. 非酶糖化与皮肤自然衰老的关系. 皮肤性病诊疗学杂志，2013，20（5）：365-367.

[28] 孙红艳，刘洪臣. 晚期糖基化终末产物（AGEs）与衰老. 中华老年口腔医学杂志，2010，08（5）：314-317.

[29] 周燕琼，金成，张英. 晚期糖基化终末产物（AGEs）形成途径、检测方法和抑制手段研究进展. 中国食品学报，2013，13（6）：175-184.

[30] 许良元，刘勇，张弓，等. 晚期糖基化终末产物检测方法的研究. 传感器与微系统，2008，27（10）：27-29.

[31] 许良元，刘勇等. 晚期糖基化终末产物的特性及其研究现状分析. 光学与光电技术，2009，7（6）：81-83.

[32] 王镜岩. 生物化学. 北京：高等教育出版社，2002.

[33] 张莹. 番茄红素及叶黄素对糖基化反应的抑制研究. 沈阳：沈阳农业大学. 2016.

[34] 段文明. 玉郎伞多糖抗衰老作用及机制研究. 南宁：广西医科大学. 2014.

[35] 王纬宇. 花色苷对晚期糖基化终末产物（AGEs）生成及损伤HUVEC细胞的抑制作用研究. 沈阳：辽宁大学. 2018.

[36] 丁秋英. 金福菇多糖抗衰老作用研究. 合肥：安徽大学. 2016.

[37] 刘露. 欧亚旋覆花总黄酮抑制糖基化终末产物诱导L929衰老及其机制研究. 重庆：重庆医科大学. 2018.

[38] 米井嘉一. 糖化による疾患と抗糖化食品・素材. 東京：ツーエムーツ

出版，2016.

[39] 杨月欣，王光亚，潘兴昌.中国食物成分表2版.北京：北京大学医学出版社，2009：309-311.

[40] 谭斌.粮食（全谷物）的营养与健康.中国粮油学报.2010，25（4）：100-10.

[41] 中华人民共和国国务院新闻办公室.中国居民营养与慢性病状况报告.2015.

[42] Englyst H N，Kingman S M，Cummings J H.Classification and measurement of nutritionally important starch fractions . European Journal of Clinical Nutrition.1992，46：33-50.

[43] Eerlingen R C，Jacobs H，Delcour J A.Enzyme-resistant starch. V. Effect of retrogradation of waxy maize starch on enzyme susceptibility. Cereal Chemistry.1994，71：351-355.

[44] 繆铭，江波.淀粉的消化性能与RVA曲线特征值的相关性研究.食品科学.2009，30（5）：16-18.

[45] 杨月欣.营养功能成分应用指南.北京：北京大学医学出版社，2011.

[46] 杨月欣，王光亚，潘兴昌.中国食物成分表.北京：北京大学医学出版社，2002.

[47] 吴翠珍.医学营养学.北京：北京中医药出版社，2016.

[48] 朱桂.糖尿病天地·教育（上旬）.2011年9期16-17页.

[49] 蔡东联，史琳娜，刘烈刚，等.临床营养学.北京：人民卫生出版社，2007.

[50] 陈辉.现代营养学.北京：化学工业出版社，2005：45-46.

[51] 韩军花.特殊医学用途配方食品系列标准实施指南.北京：中国质检出版社.中国标准出版社.2015：187.

[52] 刘志皋. 食品营养学. 北京：中国轻工业出版社，2013：101-102.

[53] 中华人民共和国国家卫生和计划生育委员会.中国居民膳食营养素参考摄入量WS/T 578.1—2017.2018-04-01实施.第8页.

[54] 贾冬英，姚开. 食养与食疗教程.成都：四川大学出版社，2011.

[55] 中国蛋白饮料公众号：动植物蛋白质的营养价值与功能.饮料工业.2018，21（4）：79-80.

[56] 新华网.高蛋白早餐有助减重.中国食品学报.2018（1）：136.

[57] 糖友管家. 日本研究：吃饭太快糖尿病风险增加5倍.2017.

[58] （英）莫斯利 M，史宾塞 M.轻断食——正在横扫全球的瘦身革命.谢佳真，译.广州：广东科技出版社，2014.

[59] 米井嘉一. 早衰的人与永葆青春的人. 蒋美君，译. 上海：学林出版社，2010.

[60] 久保明.少一分糖，年轻一岁. 刘亭言，译. 台北：城邦商务周刊，2013.

[61] 房梦兰、王秀华.妊娠期糖尿病的健康保健问题. 中华现代护理杂志，2010，22（4）：2155-2156.

[62] 魏华莉，刘亚静.妊娠期糖尿病妊娠结局及对新生儿影响的临床分析.中华临床医师杂志，2011，5（18）：5479-5480.

[63] 邯红悔，柳国性.糖尿病孕妇血清晚期糖基化终产物水平与新生儿心血管功能异常的关系. JAppl Clin Pediatr，2010，25（12）：921-923.

[64] Xia Ling，Ryoji Nagai，Naomi Sakashita ，et al. Immunohisochemical

distribution and quantitative biochemical dection of advanced glycation end products in rats from fetal to adult life. International Congress Series, 2002（1245）: 137-142.

[65] Tsukahara H，Ohta N，Sato S，et al. Concentration of pentosidine，an advanced glycation end-product，in umbilical cord blood. Free Radic Res，2004，38（7）: 691-69.

[66] Gill，Jason MR，Sattar，Naveed，Fruit juice : just another sugary drink？. Lancet Diabetes Endocrinol，2（6）: 444-446.

[67] 前田等，骨粗鬆症治療. 先端医学社. 7（1），2008.

[68] 邵红梅. 糖尿病母亲血清AGEs的含量水平及其与胎儿预后不良关系的探讨. 广州 : 暨南大学. 2006.

[69] Colditz G A，Willett WC，Rotmitsky A，et.al. weight gain as a risk factor for clinical diabetes in women. Arch Int Med，1995，122 : 481-486

其他网络公开资料

[1] 乐敦制药株式会社公司研究资料."表皮细胞"糖化がシミの発生に関係する可能性を解明. 2015.

[2] HISAKOの美容通信. 2015年10月号.